THIS SLEEP TRACKER

BELONGS TO:
_____

DEDICATION

This Sleep Tracking Notebook is dedicated to all the Insomniacs out there who love to plan out and track hours of sleep, and document their findings in the process.

You are my inspiration for producing books and I'm honored to be a part of keeping all of your sleep behavior information and records organized.

How to use this Sleep Tracking Log Book:

This useful sleep tracking log book is a must-have for anyone that needs to record sleeping and waking times! You will love this easy to use journal to track and record all your sleep activities.

Each interior page includes space to record & track the following:

Date - Write down the date the start date of the sleep study.

Week - Use this space to fill in the week of starting your sleep information.

Sleep Cycle/Quality - Record by circling the time, interval, rating and quality of the sleep.

Behavior - Fill in the water level, food, coffee, and any other sports done for that week.

Set up Checklist- Use the checklist and boxes provided to make sure you have everything needed for each sleep cycle.

If you are new to the world of tracking your sleep or have been at it for a while, this sleep diary log book is a must have! Can make a great useful gift for anyone that needs a good night's sleep!

Have Fun!

DATE _____   WEEK _____

SLEEP CYCLE & QUALITY

TIME	INTERVAL						
6	○	○	○	○	○	○	○
7	○	○	○	○	○	○	○
8	○	○	○	○	○	○	○
9	○	○	○	○	○	○	○
10	○	○	○	○	○	○	○
11	○	○	○	○	○	○	○
12	○	○	○	○	○	○	○
1	○	○	○	○	○	○	○
2	○	○	○	○	○	○	○
3	○	○	○	○	○	○	○
4	○	○	○	○	○	○	○
5	○	○	○	○	○	○	○
6	○	○	○	○	○	○	○
7	○	○	○	○	○	○	○
8	○	○	○	○	○	○	○
9	○	○	○	○	○	○	○
10	○	○	○	○	○	○	○
11	○	○	○	○	○	○	○
12	○	○	○	○	○	○	○
1	○	○	○	○	○	○	○
2	○	○	○	○	○	○	○
3	○	○	○	○	○	○	○
4	○	○	○	○	○	○	○
5	○	○	○	○	○	○	○

RATING	QUALITY						
😄	○	○	○	○	○	○	○
🙂	○	○	○	○	○	○	○
😐	○	○	○	○	○	○	○
🙁	○	○	○	○	○	○	○
😣	○	○	○	○	○	○	○

BEHAVIOUR

RATING	MON	TUE	WED	THU	FRI	SAT	SUN
WATER LEVEL							
FOOD LEVEL							
CAFFEINE LEVEL							
SPORT	☐	☐	☐	☐	☐	☐	☐
ALCOHOL	☐	☐	☐	☐	☐	☐	☐
NICOTINE	☐	☐	☐	☐	☐	☐	☐

DATE		WEEK	

SLEEP CYCLE & QUALITY

TIME	INTERVAL						
6	○	○	○	○	○	○	○
7	○	○	○	○	○	○	○
8	○	○	○	○	○	○	○
9	○	○	○	○	○	○	○
10	○	○	○	○	○	○	○
11	○	○	○	○	○	○	○
12	○	○	○	○	○	○	○
1	○	○	○	○	○	○	○
2	○	○	○	○	○	○	○
3	○	○	○	○	○	○	○
4	○	○	○	○	○	○	○
5	○	○	○	○	○	○	○
6	○	○	○	○	○	○	○
7	○	○	○	○	○	○	○
8	○	○	○	○	○	○	○
9	○	○	○	○	○	○	○
10	○	○	○	○	○	○	○
11	○	○	○	○	○	○	○
12	○	○	○	○	○	○	○
1	○	○	○	○	○	○	○
2	○	○	○	○	○	○	○
3	○	○	○	○	○	○	○
4	○	○	○	○	○	○	○
5	○	○	○	○	○	○	○

RATING	QUALITY						
😃	○	○	○	○	○	○	○
🙂	○	○	○	○	○	○	○
😐	○	○	○	○	○	○	○
🙁	○	○	○	○	○	○	○
😣	○	○	○	○	○	○	○

BEHAVIOUR

RATING	MON	TUE	WED	THU	FRI	SAT	SUN
WATER LEVEL							
FOOD LEVEL							
CAFFEINE LEVEL							
SPORT	☐	☐	☐	☐	☐	☐	☐
ALCOHOL	☐	☐	☐	☐	☐	☐	☐
NICOTINE	☐	☐	☐	☐	☐	☐	☐

📅 DATE _____   📅 WEEK _____

SLEEP CYCLE & QUALITY

TIME	INTERVAL						
6	○	○	○	○	○	○	○
7	○	○	○	○	○	○	○
8	○	○	○	○	○	○	○
9	○	○	○	○	○	○	○
10	○	○	○	○	○	○	○
11	○	○	○	○	○	○	○
12	○	○	○	○	○	○	○
1	○	○	○	○	○	○	○
2	○	○	○	○	○	○	○
3	○	○	○	○	○	○	○
4	○	○	○	○	○	○	○
5	○	○	○	○	○	○	○
6	○	○	○	○	○	○	○
7	○	○	○	○	○	○	○
8	○	○	○	○	○	○	○
9	○	○	○	○	○	○	○
10	○	○	○	○	○	○	○
11	○	○	○	○	○	○	○
12	○	○	○	○	○	○	○
1	○	○	○	○	○	○	○
2	○	○	○	○	○	○	○
3	○	○	○	○	○	○	○
4	○	○	○	○	○	○	○
5	○	○	○	○	○	○	○

RATING	QUALITY						
😄	○	○	○	○	○	○	○
🙂	○	○	○	○	○	○	○
😐	○	○	○	○	○	○	○
🙁	○	○	○	○	○	○	○
😞	○	○	○	○	○	○	○

BEHAVIOUR

RATING	MON	TUE	WED	THU	FRI	SAT	SUN
💧 WATER LEVEL							
🍎 FOOD LEVEL							
☕ CAFFEINE LEVEL							
🏀 SPORT	☐	☐	☐	☐	☐	☐	☐
🍾 ALCOHOL	☐	☐	☐	☐	☐	☐	☐
🚬 NICOTINE	☐	☐	☐	☐	☐	☐	☐

DATE _____   WEEK _____

SLEEP CYCLE & QUALITY

TIME	INTERVAL						
6	○	○	○	○	○	○	○
7	○	○	○	○	○	○	○
8	○	○	○	○	○	○	○
9	○	○	○	○	○	○	○
10	○	○	○	○	○	○	○
11	○	○	○	○	○	○	○
12	○	○	○	○	○	○	○
1	○	○	○	○	○	○	○
2	○	○	○	○	○	○	○
3	○	○	○	○	○	○	○
4	○	○	○	○	○	○	○
5	○	○	○	○	○	○	○
6	○	○	○	○	○	○	○
7	○	○	○	○	○	○	○
8	○	○	○	○	○	○	○
9	○	○	○	○	○	○	○
10	○	○	○	○	○	○	○
11	○	○	○	○	○	○	○
12	○	○	○	○	○	○	○
1	○	○	○	○	○	○	○
2	○	○	○	○	○	○	○
3	○	○	○	○	○	○	○
4	○	○	○	○	○	○	○
5	○	○	○	○	○	○	○

RATING	QUALITY						
😄	○	○	○	○	○	○	○
🙂	○	○	○	○	○	○	○
😐	○	○	○	○	○	○	○
🙁	○	○	○	○	○	○	○
😣	○	○	○	○	○	○	○

BEHAVIOUR

RATING	MON	TUE	WED	THU	FRI	SAT	SUN
WATER LEVEL	○○○○○	○○○○○	○○○○○	○○○○○	○○○○○	○○○○○	○○○○○
FOOD LEVEL	○○○○○	○○○○○	○○○○○	○○○○○	○○○○○	○○○○○	○○○○○
CAFFEINE LEVEL	○○○○○	○○○○○	○○○○○	○○○○○	○○○○○	○○○○○	○○○○○
SPORT	☐	☐	☐	☐	☐	☐	☐
ALCOHOL	☐	☐	☐	☐	☐	☐	☐
NICOTINE	☐	☐	☐	☐	☐	☐	☐

DATE _____   WEEK _____

SLEEP CYCLE & QUALITY

TIME	INTERVAL						
6	o	o	o	o	o	o	o
7	o	o	o	o	o	o	o
8	o	o	o	o	o	o	o
9	o	o	o	o	o	o	o
10	o	o	o	o	o	o	o
11	o	o	o	o	o	o	o
12	o	o	o	o	o	o	o
1	o	o	o	o	o	o	o
2	o	o	o	o	o	o	o
3	o	o	o	o	o	o	o
4	o	o	o	o	o	o	o
5	o	o	o	o	o	o	o
6	o	o	o	o	o	o	o
7	o	o	o	o	o	o	o
8	o	o	o	o	o	o	o
9	o	o	o	o	o	o	o
10	o	o	o	o	o	o	o
11	o	o	o	o	o	o	o
12	o	o	o	o	o	o	o
1	o	o	o	o	o	o	o
2	o	o	o	o	o	o	o
3	o	o	o	o	o	o	o
4	o	o	o	o	o	o	o
5	o	o	o	o	o	o	o

RATING	QUALITY						
😃	o	o	o	o	o	o	o
🙂	o	o	o	o	o	o	o
😐	o	o	o	o	o	o	o
☹️	o	o	o	o	o	o	o
😣	o	o	o	o	o	o	o

BEHAVIOUR

RATING	MON	TUE	WED	THU	FRI	SAT	SUN
WATER LEVEL							
FOOD LEVEL							
CAFFEINE LEVEL							
SPORT	☐	☐	☐	☐	☐	☐	☐
ALCOHOL	☐	☐	☐	☐	☐	☐	☐
NICOTINE	☐	☐	☐	☐	☐	☐	☐

📅 DATE _____   📅 WEEK _____

SLEEP CYCLE & QUALITY

TIME	INTERVAL						
6	○	○	○	○	○	○	○
7	○	○	○	○	○	○	○
8	○	○	○	○	○	○	○
9	○	○	○	○	○	○	○
10	○	○	○	○	○	○	○
11	○	○	○	○	○	○	○
12	○	○	○	○	○	○	○
1	○	○	○	○	○	○	○
2	○	○	○	○	○	○	○
3	○	○	○	○	○	○	○
4	○	○	○	○	○	○	○
5	○	○	○	○	○	○	○
6	○	○	○	○	○	○	○
7	○	○	○	○	○	○	○
8	○	○	○	○	○	○	○
9	○	○	○	○	○	○	○
10	○	○	○	○	○	○	○
11	○	○	○	○	○	○	○
12	○	○	○	○	○	○	○
1	○	○	○	○	○	○	○
2	○	○	○	○	○	○	○
3	○	○	○	○	○	○	○
4	○	○	○	○	○	○	○
5	○	○	○	○	○	○	○

RATING	QUALITY						
😄	○	○	○	○	○	○	○
🙂	○	○	○	○	○	○	○
😐	○	○	○	○	○	○	○
🙁	○	○	○	○	○	○	○
😞	○	○	○	○	○	○	○

BEHAVIOUR

RATING	MON	TUE	WED	THU	FRI	SAT	SUN
💧 WATER LEVEL	○○○○○	○○○○○	○○○○○	○○○○○	○○○○○	○○○○○	○○○○○
🍎 FOOD LEVEL	○○○○○	○○○○○	○○○○○	○○○○○	○○○○○	○○○○○	○○○○○
☕ CAFFEINE LEVEL	○○○○○	○○○○○	○○○○○	○○○○○	○○○○○	○○○○○	○○○○○
🏅 SPORT	☐	☐	☐	☐	☐	☐	☐
🍾 ALCOHOL	☐	☐	☐	☐	☐	☐	☐
🚬 NICOTINE	☐	☐	☐	☐	☐	☐	☐

📅 DATE _____   📅 WEEK _____

SLEEP CYCLE & QUALITY

TIME	INTERVAL						
6	○	○	○	○	○	○	○
7	○	○	○	○	○	○	○
8	○	○	○	○	○	○	○
9	○	○	○	○	○	○	○
10	○	○	○	○	○	○	○
11	○	○	○	○	○	○	○
12	○	○	○	○	○	○	○
1	○	○	○	○	○	○	○
2	○	○	○	○	○	○	○
3	○	○	○	○	○	○	○
4	○	○	○	○	○	○	○
5	○	○	○	○	○	○	○
6	○	○	○	○	○	○	○
7	○	○	○	○	○	○	○
8	○	○	○	○	○	○	○
9	○	○	○	○	○	○	○
10	○	○	○	○	○	○	○
11	○	○	○	○	○	○	○
12	○	○	○	○	○	○	○
1	○	○	○	○	○	○	○
2	○	○	○	○	○	○	○
3	○	○	○	○	○	○	○
4	○	○	○	○	○	○	○
5	○	○	○	○	○	○	○

RATING	QUALITY						
😄	○	○	○	○	○	○	○
🙂	○	○	○	○	○	○	○
😐	○	○	○	○	○	○	○
🙁	○	○	○	○	○	○	○
😣	○	○	○	○	○	○	○

BEHAVIOUR

RATING	MON	TUE	WED	THU	FRI	SAT	SUN
💧 WATER LEVEL							
🍎 FOOD LEVEL							
☕ CAFFEINE LEVEL							
🏀 SPORT	☐	☐	☐	☐	☐	☐	☐
🍾 ALCOHOL	☐	☐	☐	☐	☐	☐	☐
🚬 NICOTINE	☐	☐	☐	☐	☐	☐	☐

📅 DATE _____   📅 WEEK _____

SLEEP CYCLE & QUALITY

TIME	INTERVAL						
6	○	○	○	○	○	○	○
7	○	○	○	○	○	○	○
8	○	○	○	○	○	○	○
9	○	○	○	○	○	○	○
10	○	○	○	○	○	○	○
11	○	○	○	○	○	○	○
12	○	○	○	○	○	○	○
1	○	○	○	○	○	○	○
2	○	○	○	○	○	○	○
3	○	○	○	○	○	○	○
4	○	○	○	○	○	○	○
5	○	○	○	○	○	○	○
6	○	○	○	○	○	○	○
7	○	○	○	○	○	○	○
8	○	○	○	○	○	○	○
9	○	○	○	○	○	○	○
10	○	○	○	○	○	○	○
11	○	○	○	○	○	○	○
12	○	○	○	○	○	○	○
1	○	○	○	○	○	○	○
2	○	○	○	○	○	○	○
3	○	○	○	○	○	○	○
4	○	○	○	○	○	○	○
5	○	○	○	○	○	○	○

RATING	QUALITY						
😄	○	○	○	○	○	○	○
🙂	○	○	○	○	○	○	○
😐	○	○	○	○	○	○	○
🙁	○	○	○	○	○	○	○
😣	○	○	○	○	○	○	○

BEHAVIOUR

	RATING	MON	TUE	WED	THU	FRI	SAT	SUN
💧	WATER LEVEL							
🍎	FOOD LEVEL							
☕	CAFFEINE LEVEL							
🥗	SPORT	☐	☐	☐	☐	☐	☐	☐
🍾	ALCOHOL	☐	☐	☐	☐	☐	☐	☐
🚬	NICOTINE	☐	☐	☐	☐	☐	☐	☐

DATE _____   WEEK _____

SLEEP CYCLE & QUALITY

TIME	INTERVAL						
6	o	o	o	o	o	o	o
7	o	o	o	o	o	o	o
8	o	o	o	o	o	o	o
9	o	o	o	o	o	o	o
10	o	o	o	o	o	o	o
11	o	o	o	o	o	o	o
12	o	o	o	o	o	o	o
1	o	o	o	o	o	o	o
2	o	o	o	o	o	o	o
3	o	o	o	o	o	o	o
4	o	o	o	o	o	o	o
5	o	o	o	o	o	o	o
6	o	o	o	o	o	o	o
7	o	o	o	o	o	o	o
8	o	o	o	o	o	o	o
9	o	o	o	o	o	o	o
10	o	o	o	o	o	o	o
11	o	o	o	o	o	o	o
12	o	o	o	o	o	o	o
1	o	o	o	o	o	o	o
2	o	o	o	o	o	o	o
3	o	o	o	o	o	o	o
4	o	o	o	o	o	o	o
5	o	o	o	o	o	o	o

RATING	QUALITY						
😀	o	o	o	o	o	o	o
🙂	o	o	o	o	o	o	o
😐	o	o	o	o	o	o	o
🙁	o	o	o	o	o	o	o
😣	o	o	o	o	o	o	o

BEHAVIOUR

RATING	MON	TUE	WED	THU	FRI	SAT	SUN
WATER LEVEL							
FOOD LEVEL							
CAFFEINE LEVEL							
SPORT	☐	☐	☐	☐	☐	☐	☐
ALCOHOL	☐	☐	☐	☐	☐	☐	☐
NICOTINE	☐	☐	☐	☐	☐	☐	☐

📅 DATE _____ 📅 WEEK _____

SLEEP CYCLE & QUALITY

TIME	INTERVAL						
6	○	○	○	○	○	○	○
7	○	○	○	○	○	○	○
8	○	○	○	○	○	○	○
9	○	○	○	○	○	○	○
10	○	○	○	○	○	○	○
11	○	○	○	○	○	○	○
12	○	○	○	○	○	○	○
1	○	○	○	○	○	○	○
2	○	○	○	○	○	○	○
3	○	○	○	○	○	○	○
4	○	○	○	○	○	○	○
5	○	○	○	○	○	○	○
6	○	○	○	○	○	○	○
7	○	○	○	○	○	○	○
8	○	○	○	○	○	○	○
9	○	○	○	○	○	○	○
10	○	○	○	○	○	○	○
11	○	○	○	○	○	○	○
12	○	○	○	○	○	○	○
1	○	○	○	○	○	○	○
2	○	○	○	○	○	○	○
3	○	○	○	○	○	○	○
4	○	○	○	○	○	○	○
5	○	○	○	○	○	○	○

RATING	QUALITY						
😄	○	○	○	○	○	○	○
🙂	○	○	○	○	○	○	○
😐	○	○	○	○	○	○	○
🙁	○	○	○	○	○	○	○
😫	○	○	○	○	○	○	○

BEHAVIOUR

RATING	MON	TUE	WED	THU	FRI	SAT	SUN
💧 WATER LEVEL	○○○○○	○○○○○	○○○○○	○○○○○	○○○○○	○○○○○	○○○○○
🍎 FOOD LEVEL	○○○○○	○○○○○	○○○○○	○○○○○	○○○○○	○○○○○	○○○○○
☕ CAFFEINE LEVEL	○○○○○	○○○○○	○○○○○	○○○○○	○○○○○	○○○○○	○○○○○
🏀 SPORT	☐	☐	☐	☐	☐	☐	☐
🍾 ALCOHOL	☐	☐	☐	☐	☐	☐	☐
🚬 NICOTINE	☐	☐	☐	☐	☐	☐	☐

DATE _____   WEEK _____

SLEEP CYCLE & QUALITY

TIME	INTERVAL						
6	o	o	o	o	o	o	o
7	o	o	o	o	o	o	o
8	o	o	o	o	o	o	o
9	o	o	o	o	o	o	o
10	o	o	o	o	o	o	o
11	o	o	o	o	o	o	o
12	o	o	o	o	o	o	o
1	o	o	o	o	o	o	o
2	o	o	o	o	o	o	o
3	o	o	o	o	o	o	o
4	o	o	o	o	o	o	o
5	o	o	o	o	o	o	o
6	o	o	o	o	o	o	o
7	o	o	o	o	o	o	o
8	o	o	o	o	o	o	o
9	o	o	o	o	o	o	o
10	o	o	o	o	o	o	o
11	o	o	o	o	o	o	o
12	o	o	o	o	o	o	o
1	o	o	o	o	o	o	o
2	o	o	o	o	o	o	o
3	o	o	o	o	o	o	o
4	o	o	o	o	o	o	o
5	o	o	o	o	o	o	o

RATING	QUALITY						
😃	o	o	o	o	o	o	o
🙂	o	o	o	o	o	o	o
😐	o	o	o	o	o	o	o
🙁	o	o	o	o	o	o	o
😣	o	o	o	o	o	o	o

BEHAVIOUR

RATING	MON	TUE	WED	THU	FRI	SAT	SUN
WATER LEVEL							
FOOD LEVEL							
CAFFEINE LEVEL							
SPORT	☐	☐	☐	☐	☐	☐	☐
ALCOHOL	☐	☐	☐	☐	☐	☐	☐
NICOTINE	☐	☐	☐	☐	☐	☐	☐

DATE _____   WEEK _____

SLEEP CYCLE & QUALITY

TIME	INTERVAL						
6	○	○	○	○	○	○	○
7	○	○	○	○	○	○	○
8	○	○	○	○	○	○	○
9	○	○	○	○	○	○	○
10	○	○	○	○	○	○	○
11	○	○	○	○	○	○	○
12	○	○	○	○	○	○	○
1	○	○	○	○	○	○	○
2	○	○	○	○	○	○	○
3	○	○	○	○	○	○	○
4	○	○	○	○	○	○	○
5	○	○	○	○	○	○	○
6	○	○	○	○	○	○	○
7	○	○	○	○	○	○	○
8	○	○	○	○	○	○	○
9	○	○	○	○	○	○	○
10	○	○	○	○	○	○	○
11	○	○	○	○	○	○	○
12	○	○	○	○	○	○	○
1	○	○	○	○	○	○	○
2	○	○	○	○	○	○	○
3	○	○	○	○	○	○	○
4	○	○	○	○	○	○	○
5	○	○	○	○	○	○	○

RATING	QUALITY						
😄	○	○	○	○	○	○	○
🙂	○	○	○	○	○	○	○
😐	○	○	○	○	○	○	○
🙁	○	○	○	○	○	○	○
😣	○	○	○	○	○	○	○

BEHAVIOUR

RATING	MON	TUE	WED	THU	FRI	SAT	SUN
WATER LEVEL							
FOOD LEVEL							
CAFFEINE LEVEL							
SPORT	☐	☐	☐	☐	☐	☐	☐
ALCOHOL	☐	☐	☐	☐	☐	☐	☐
NICOTINE	☐	☐	☐	☐	☐	☐	☐

📅 DATE _____ 📅 WEEK _____

SLEEP CYCLE & QUALITY

TIME	INTERVAL						
6	○	○	○	○	○	○	○
7	○	○	○	○	○	○	○
8	○	○	○	○	○	○	○
9	○	○	○	○	○	○	○
10	○	○	○	○	○	○	○
11	○	○	○	○	○	○	○
12	○	○	○	○	○	○	○
1	○	○	○	○	○	○	○
2	○	○	○	○	○	○	○
3	○	○	○	○	○	○	○
4	○	○	○	○	○	○	○
5	○	○	○	○	○	○	○
6	○	○	○	○	○	○	○
7	○	○	○	○	○	○	○
8	○	○	○	○	○	○	○
9	○	○	○	○	○	○	○
10	○	○	○	○	○	○	○
11	○	○	○	○	○	○	○
12	○	○	○	○	○	○	○
1	○	○	○	○	○	○	○
2	○	○	○	○	○	○	○
3	○	○	○	○	○	○	○
4	○	○	○	○	○	○	○
5	○	○	○	○	○	○	○

RATING	QUALITY						
😄	○	○	○	○	○	○	○
🙂	○	○	○	○	○	○	○
😐	○	○	○	○	○	○	○
🙁	○	○	○	○	○	○	○
😣	○	○	○	○	○	○	○

BEHAVIOUR

RATING	MON	TUE	WED	THU	FRI	SAT	SUN
💧 WATER LEVEL							
🍎 FOOD LEVEL							
☕ CAFFEINE LEVEL							
🏐 SPORT	☐	☐	☐	☐	☐	☐	☐
🍾 ALCOHOL	☐	☐	☐	☐	☐	☐	☐
🚬 NICOTINE	☐	☐	☐	☐	☐	☐	☐

DATE _____ WEEK _____

SLEEP CYCLE & QUALITY

TIME	INTERVAL						
6	○	○	○	○	○	○	○
7	○	○	○	○	○	○	○
8	○	○	○	○	○	○	○
9	○	○	○	○	○	○	○
10	○	○	○	○	○	○	○
11	○	○	○	○	○	○	○
12	○	○	○	○	○	○	○
1	○	○	○	○	○	○	○
2	○	○	○	○	○	○	○
3	○	○	○	○	○	○	○
4	○	○	○	○	○	○	○
5	○	○	○	○	○	○	○
6	○	○	○	○	○	○	○
7	○	○	○	○	○	○	○
8	○	○	○	○	○	○	○
9	○	○	○	○	○	○	○
10	○	○	○	○	○	○	○
11	○	○	○	○	○	○	○
12	○	○	○	○	○	○	○
1	○	○	○	○	○	○	○
2	○	○	○	○	○	○	○
3	○	○	○	○	○	○	○
4	○	○	○	○	○	○	○
5	○	○	○	○	○	○	○

RATING	QUALITY						
😃	○	○	○	○	○	○	○
🙂	○	○	○	○	○	○	○
😐	○	○	○	○	○	○	○
🙁	○	○	○	○	○	○	○
😞	○	○	○	○	○	○	○

BEHAVIOUR

RATING	MON	TUE	WED	THU	FRI	SAT	SUN
WATER LEVEL							
FOOD LEVEL							
CAFFEINE LEVEL							
SPORT	☐	☐	☐	☐	☐	☐	☐
ALCOHOL	☐	☐	☐	☐	☐	☐	☐
NICOTINE	☐	☐	☐	☐	☐	☐	☐

📅 DATE _____   📅 WEEK _____

SLEEP CYCLE & QUALITY

TIME	INTERVAL						
6	○	○	○	○	○	○	○
7	○	○	○	○	○	○	○
8	○	○	○	○	○	○	○
9	○	○	○	○	○	○	○
10	○	○	○	○	○	○	○
11	○	○	○	○	○	○	○
12	○	○	○	○	○	○	○
1	○	○	○	○	○	○	○
2	○	○	○	○	○	○	○
3	○	○	○	○	○	○	○
4	○	○	○	○	○	○	○
5	○	○	○	○	○	○	○
6	○	○	○	○	○	○	○
7	○	○	○	○	○	○	○
8	○	○	○	○	○	○	○
9	○	○	○	○	○	○	○
10	○	○	○	○	○	○	○
11	○	○	○	○	○	○	○
12	○	○	○	○	○	○	○
1	○	○	○	○	○	○	○
2	○	○	○	○	○	○	○
3	○	○	○	○	○	○	○
4	○	○	○	○	○	○	○
5	○	○	○	○	○	○	○

RATING	QUALITY						
😄	○	○	○	○	○	○	○
🙂	○	○	○	○	○	○	○
😐	○	○	○	○	○	○	○
🙁	○	○	○	○	○	○	○
😣	○	○	○	○	○	○	○

BEHAVIOUR

RATING	MON	TUE	WED	THU	FRI	SAT	SUN
💧 WATER LEVEL							
🍎 FOOD LEVEL							
☕ CAFFEINE LEVEL							
🏅 SPORT	☐	☐	☐	☐	☐	☐	☐
🍾 ALCOHOL	☐	☐	☐	☐	☐	☐	☐
🚬 NICOTINE	☐	☐	☐	☐	☐	☐	☐

📅 DATE _____ 📅 WEEK _____

SLEEP CYCLE & QUALITY

TIME	INTERVAL						
6	○	○	○	○	○	○	○
7	○	○	○	○	○	○	○
8	○	○	○	○	○	○	○
9	○	○	○	○	○	○	○
10	○	○	○	○	○	○	○
11	○	○	○	○	○	○	○
12	○	○	○	○	○	○	○
1	○	○	○	○	○	○	○
2	○	○	○	○	○	○	○
3	○	○	○	○	○	○	○
4	○	○	○	○	○	○	○
5	○	○	○	○	○	○	○
6	○	○	○	○	○	○	○
7	○	○	○	○	○	○	○
8	○	○	○	○	○	○	○
9	○	○	○	○	○	○	○
10	○	○	○	○	○	○	○
11	○	○	○	○	○	○	○
12	○	○	○	○	○	○	○
1	○	○	○	○	○	○	○
2	○	○	○	○	○	○	○
3	○	○	○	○	○	○	○
4	○	○	○	○	○	○	○
5	○	○	○	○	○	○	○

RATING	QUALITY						
😀	○	○	○	○	○	○	○
🙂	○	○	○	○	○	○	○
😐	○	○	○	○	○	○	○
🙁	○	○	○	○	○	○	○
😞	○	○	○	○	○	○	○

BEHAVIOUR

RATING	MON	TUE	WED	THU	FRI	SAT	SUN
💧 WATER LEVEL							
🍎 FOOD LEVEL							
☕ CAFFEINE LEVEL							
🏅 SPORT	☐	☐	☐	☐	☐	☐	☐
🍾 ALCOHOL	☐	☐	☐	☐	☐	☐	☐
🚬 NICOTINE	☐	☐	☐	☐	☐	☐	☐

DATE _____   WEEK _____

SLEEP CYCLE & QUALITY

TIME	INTERVAL						
6	○	○	○	○	○	○	○
7	○	○	○	○	○	○	○
8	○	○	○	○	○	○	○
9	○	○	○	○	○	○	○
10	○	○	○	○	○	○	○
11	○	○	○	○	○	○	○
12	○	○	○	○	○	○	○
1	○	○	○	○	○	○	○
2	○	○	○	○	○	○	○
3	○	○	○	○	○	○	○
4	○	○	○	○	○	○	○
5	○	○	○	○	○	○	○
6	○	○	○	○	○	○	○
7	○	○	○	○	○	○	○
8	○	○	○	○	○	○	○
9	○	○	○	○	○	○	○
10	○	○	○	○	○	○	○
11	○	○	○	○	○	○	○
12	○	○	○	○	○	○	○
1	○	○	○	○	○	○	○
2	○	○	○	○	○	○	○
3	○	○	○	○	○	○	○
4	○	○	○	○	○	○	○
5	○	○	○	○	○	○	○

RATING	QUALITY						
😃	○	○	○	○	○	○	○
🙂	○	○	○	○	○	○	○
😐	○	○	○	○	○	○	○
😟	○	○	○	○	○	○	○
😣	○	○	○	○	○	○	○

BEHAVIOUR

RATING	MON	TUE	WED	THU	FRI	SAT	SUN
💧 WATER LEVEL							
🍎 FOOD LEVEL							
☕ CAFFEINE LEVEL							
🏅 SPORT	☐	☐	☐	☐	☐	☐	☐
🍾 ALCOHOL	☐	☐	☐	☐	☐	☐	☐
🚬 NICOTINE	☐	☐	☐	☐	☐	☐	☐

📅 DATE _____   📅 WEEK _____

SLEEP CYCLE & QUALITY

TIME	INTERVAL						
6	○	○	○	○	○	○	○
7	○	○	○	○	○	○	○
8	○	○	○	○	○	○	○
9	○	○	○	○	○	○	○
10	○	○	○	○	○	○	○
11	○	○	○	○	○	○	○
12	○	○	○	○	○	○	○
1	○	○	○	○	○	○	○
2	○	○	○	○	○	○	○
3	○	○	○	○	○	○	○
4	○	○	○	○	○	○	○
5	○	○	○	○	○	○	○
6	○	○	○	○	○	○	○
7	○	○	○	○	○	○	○
8	○	○	○	○	○	○	○
9	○	○	○	○	○	○	○
10	○	○	○	○	○	○	○
11	○	○	○	○	○	○	○
12	○	○	○	○	○	○	○
1	○	○	○	○	○	○	○
2	○	○	○	○	○	○	○
3	○	○	○	○	○	○	○
4	○	○	○	○	○	○	○
5	○	○	○	○	○	○	○

RATING	QUALITY						
😀	○	○	○	○	○	○	○
🙂	○	○	○	○	○	○	○
😐	○	○	○	○	○	○	○
🙁	○	○	○	○	○	○	○
😞	○	○	○	○	○	○	○

BEHAVIOUR

RATING	MON	TUE	WED	THU	FRI	SAT	SUN
💧 WATER LEVEL							
🍎 FOOD LEVEL							
☕ CAFFEINE LEVEL							
🏅 SPORT	☐	☐	☐	☐	☐	☐	☐
🍾 ALCOHOL	☐	☐	☐	☐	☐	☐	☐
🚬 NICOTINE	☐	☐	☐	☐	☐	☐	☐

DATE _____ WEEK _____

SLEEP CYCLE & QUALITY

TIME	INTERVAL						
6	○	○	○	○	○	○	○
7	○	○	○	○	○	○	○
8	○	○	○	○	○	○	○
9	○	○	○	○	○	○	○
10	○	○	○	○	○	○	○
11	○	○	○	○	○	○	○
12	○	○	○	○	○	○	○
1	○	○	○	○	○	○	○
2	○	○	○	○	○	○	○
3	○	○	○	○	○	○	○
4	○	○	○	○	○	○	○
5	○	○	○	○	○	○	○
6	○	○	○	○	○	○	○
7	○	○	○	○	○	○	○
8	○	○	○	○	○	○	○
9	○	○	○	○	○	○	○
10	○	○	○	○	○	○	○
11	○	○	○	○	○	○	○
12	○	○	○	○	○	○	○
1	○	○	○	○	○	○	○
2	○	○	○	○	○	○	○
3	○	○	○	○	○	○	○
4	○	○	○	○	○	○	○
5	○	○	○	○	○	○	○

RATING	QUALITY						
😄	○	○	○	○	○	○	○
🙂	○	○	○	○	○	○	○
😐	○	○	○	○	○	○	○
🙁	○	○	○	○	○	○	○
😣	○	○	○	○	○	○	○

BEHAVIOUR

RATING	MON	TUE	WED	THU	FRI	SAT	SUN
WATER LEVEL							
FOOD LEVEL							
CAFFEINE LEVEL							
SPORT	☐	☐	☐	☐	☐	☐	☐
ALCOHOL	☐	☐	☐	☐	☐	☐	☐
NICOTINE	☐	☐	☐	☐	☐	☐	☐

DATE _____   WEEK _____

SLEEP CYCLE & QUALITY

TIME	INTERVAL						
6	○	○	○	○	○	○	○
7	○	○	○	○	○	○	○
8	○	○	○	○	○	○	○
9	○	○	○	○	○	○	○
10	○	○	○	○	○	○	○
11	○	○	○	○	○	○	○
12	○	○	○	○	○	○	○
1	○	○	○	○	○	○	○
2	○	○	○	○	○	○	○
3	○	○	○	○	○	○	○
4	○	○	○	○	○	○	○
5	○	○	○	○	○	○	○
6	○	○	○	○	○	○	○
7	○	○	○	○	○	○	○
8	○	○	○	○	○	○	○
9	○	○	○	○	○	○	○
10	○	○	○	○	○	○	○
11	○	○	○	○	○	○	○
12	○	○	○	○	○	○	○
1	○	○	○	○	○	○	○
2	○	○	○	○	○	○	○
3	○	○	○	○	○	○	○
4	○	○	○	○	○	○	○
5	○	○	○	○	○	○	○

RATING	QUALITY						
😄	○	○	○	○	○	○	○
🙂	○	○	○	○	○	○	○
😐	○	○	○	○	○	○	○
🙁	○	○	○	○	○	○	○
😞	○	○	○	○	○	○	○

BEHAVIOUR

RATING	MON	TUE	WED	THU	FRI	SAT	SUN
💧 WATER LEVEL							
🍎 FOOD LEVEL							
☕ CAFFEINE LEVEL							
🏐 SPORT	☐	☐	☐	☐	☐	☐	☐
🍾 ALCOHOL	☐	☐	☐	☐	☐	☐	☐
🚬 NICOTINE	☐	☐	☐	☐	☐	☐	☐

DATE _____   WEEK _____

SLEEP CYCLE & QUALITY

TIME	INTERVAL						
6	o	o	o	o	o	o	o
7	o	o	o	o	o	o	o
8	o	o	o	o	o	o	o
9	o	o	o	o	o	o	o
10	o	o	o	o	o	o	o
11	o	o	o	o	o	o	o
12	o	o	o	o	o	o	o
1	o	o	o	o	o	o	o
2	o	o	o	o	o	o	o
3	o	o	o	o	o	o	o
4	o	o	o	o	o	o	o
5	o	o	o	o	o	o	o
6	o	o	o	o	o	o	o
7	o	o	o	o	o	o	o
8	o	o	o	o	o	o	o
9	o	o	o	o	o	o	o
10	o	o	o	o	o	o	o
11	o	o	o	o	o	o	o
12	o	o	o	o	o	o	o
1	o	o	o	o	o	o	o
2	o	o	o	o	o	o	o
3	o	o	o	o	o	o	o
4	o	o	o	o	o	o	o
5	o	o	o	o	o	o	o

RATING	QUALITY						
😄	o	o	o	o	o	o	o
🙂	o	o	o	o	o	o	o
😐	o	o	o	o	o	o	o
🙁	o	o	o	o	o	o	o
😣	o	o	o	o	o	o	o

BEHAVIOUR

RATING	MON	TUE	WED	THU	FRI	SAT	SUN
💧 WATER LEVEL							
🍎 FOOD LEVEL							
☕ CAFFEINE LEVEL							
🏅 SPORT	☐	☐	☐	☐	☐	☐	☐
🍾 ALCOHOL	☐	☐	☐	☐	☐	☐	☐
🚬 NICOTINE	☐	☐	☐	☐	☐	☐	☐

📅 DATE _____ 📅 WEEK _____

SLEEP CYCLE & QUALITY

TIME	INTERVAL						
6	○	○	○	○	○	○	○
7	○	○	○	○	○	○	○
8	○	○	○	○	○	○	○
9	○	○	○	○	○	○	○
10	○	○	○	○	○	○	○
11	○	○	○	○	○	○	○
12	○	○	○	○	○	○	○
1	○	○	○	○	○	○	○
2	○	○	○	○	○	○	○
3	○	○	○	○	○	○	○
4	○	○	○	○	○	○	○
5	○	○	○	○	○	○	○
6	○	○	○	○	○	○	○
7	○	○	○	○	○	○	○
8	○	○	○	○	○	○	○
9	○	○	○	○	○	○	○
10	○	○	○	○	○	○	○
11	○	○	○	○	○	○	○
12	○	○	○	○	○	○	○
1	○	○	○	○	○	○	○
2	○	○	○	○	○	○	○
3	○	○	○	○	○	○	○
4	○	○	○	○	○	○	○
5	○	○	○	○	○	○	○

RATING	QUALITY						
😄	○	○	○	○	○	○	○
🙂	○	○	○	○	○	○	○
😐	○	○	○	○	○	○	○
🙁	○	○	○	○	○	○	○
😣	○	○	○	○	○	○	○

BEHAVIOUR

RATING	MON	TUE	WED	THU	FRI	SAT	SUN
💧 WATER LEVEL							
🍎 FOOD LEVEL							
☕ CAFFEINE LEVEL							
🏀 SPORT	☐	☐	☐	☐	☐	☐	☐
🍾 ALCOHOL	☐	☐	☐	☐	☐	☐	☐
🚬 NICOTINE	☐	☐	☐	☐	☐	☐	☐

DATE _____   WEEK _____

SLEEP CYCLE & QUALITY

TIME	INTERVAL						
6	○	○	○	○	○	○	○
7	○	○	○	○	○	○	○
8	○	○	○	○	○	○	○
9	○	○	○	○	○	○	○
10	○	○	○	○	○	○	○
11	○	○	○	○	○	○	○
12	○	○	○	○	○	○	○
1	○	○	○	○	○	○	○
2	○	○	○	○	○	○	○
3	○	○	○	○	○	○	○
4	○	○	○	○	○	○	○
5	○	○	○	○	○	○	○
6	○	○	○	○	○	○	○
7	○	○	○	○	○	○	○
8	○	○	○	○	○	○	○
9	○	○	○	○	○	○	○
10	○	○	○	○	○	○	○
11	○	○	○	○	○	○	○
12	○	○	○	○	○	○	○
1	○	○	○	○	○	○	○
2	○	○	○	○	○	○	○
3	○	○	○	○	○	○	○
4	○	○	○	○	○	○	○
5	○	○	○	○	○	○	○

RATING	QUALITY						
😀	○	○	○	○	○	○	○
🙂	○	○	○	○	○	○	○
😐	○	○	○	○	○	○	○
🙁	○	○	○	○	○	○	○
😣	○	○	○	○	○	○	○

BEHAVIOUR

RATING	MON	TUE	WED	THU	FRI	SAT	SUN
💧 WATER LEVEL							
🍎 FOOD LEVEL							
☕ CAFFEINE LEVEL							
🏐 SPORT	☐	☐	☐	☐	☐	☐	☐
🍾 ALCOHOL	☐	☐	☐	☐	☐	☐	☐
🚬 NICOTINE	☐	☐	☐	☐	☐	☐	☐

📅 DATE _____   📅 WEEK _____

SLEEP CYCLE & QUALITY

TIME	INTERVAL						
6	○	○	○	○	○	○	○
7	○	○	○	○	○	○	○
8	○	○	○	○	○	○	○
9	○	○	○	○	○	○	○
10	○	○	○	○	○	○	○
11	○	○	○	○	○	○	○
12	○	○	○	○	○	○	○
1	○	○	○	○	○	○	○
2	○	○	○	○	○	○	○
3	○	○	○	○	○	○	○
4	○	○	○	○	○	○	○
5	○	○	○	○	○	○	○
6	○	○	○	○	○	○	○
7	○	○	○	○	○	○	○
8	○	○	○	○	○	○	○
9	○	○	○	○	○	○	○
10	○	○	○	○	○	○	○
11	○	○	○	○	○	○	○
12	○	○	○	○	○	○	○
1	○	○	○	○	○	○	○
2	○	○	○	○	○	○	○
3	○	○	○	○	○	○	○
4	○	○	○	○	○	○	○
5	○	○	○	○	○	○	○

RATING	QUALITY						
😄	○	○	○	○	○	○	○
🙂	○	○	○	○	○	○	○
😐	○	○	○	○	○	○	○
🙁	○	○	○	○	○	○	○
😞	○	○	○	○	○	○	○

BEHAVIOUR

	RATING	MON	TUE	WED	THU	FRI	SAT	SUN
💧	WATER LEVEL	○ ○ ○ ○ ○	○ ○ ○ ○ ○	○ ○ ○ ○ ○	○ ○ ○ ○ ○	○ ○ ○ ○ ○	○ ○ ○ ○ ○	○ ○ ○ ○ ○
🍎	FOOD LEVEL	○ ○ ○ ○ ○	○ ○ ○ ○ ○	○ ○ ○ ○ ○	○ ○ ○ ○ ○	○ ○ ○ ○ ○	○ ○ ○ ○ ○	○ ○ ○ ○ ○
☕	CAFFEINE LEVEL	○ ○ ○ ○ ○	○ ○ ○ ○ ○	○ ○ ○ ○ ○	○ ○ ○ ○ ○	○ ○ ○ ○ ○	○ ○ ○ ○ ○	○ ○ ○ ○ ○
🏐	SPORT	☐	☐	☐	☐	☐	☐	☐
🍾	ALCOHOL	☐	☐	☐	☐	☐	☐	☐
🚬	NICOTINE	☐	☐	☐	☐	☐	☐	☐

📅 DATE _____   📅 WEEK _____

SLEEP CYCLE & QUALITY

TIME	INTERVAL						
6	○	○	○	○	○	○	○
7	○	○	○	○	○	○	○
8	○	○	○	○	○	○	○
9	○	○	○	○	○	○	○
10	○	○	○	○	○	○	○
11	○	○	○	○	○	○	○
12	○	○	○	○	○	○	○
1	○	○	○	○	○	○	○
2	○	○	○	○	○	○	○
3	○	○	○	○	○	○	○
4	○	○	○	○	○	○	○
5	○	○	○	○	○	○	○
6	○	○	○	○	○	○	○
7	○	○	○	○	○	○	○
8	○	○	○	○	○	○	○
9	○	○	○	○	○	○	○
10	○	○	○	○	○	○	○
11	○	○	○	○	○	○	○
12	○	○	○	○	○	○	○
1	○	○	○	○	○	○	○
2	○	○	○	○	○	○	○
3	○	○	○	○	○	○	○
4	○	○	○	○	○	○	○
5	○	○	○	○	○	○	○

RATING	QUALITY						
😃	○	○	○	○	○	○	○
🙂	○	○	○	○	○	○	○
😐	○	○	○	○	○	○	○
🙁	○	○	○	○	○	○	○
😣	○	○	○	○	○	○	○

BEHAVIOUR

RATING	MON	TUE	WED	THU	FRI	SAT	SUN
💧 WATER LEVEL							
🍎 FOOD LEVEL							
☕ CAFFEINE LEVEL							
🏐 SPORT	☐	☐	☐	☐	☐	☐	☐
🍾 ALCOHOL	☐	☐	☐	☐	☐	☐	☐
🚬 NICOTINE	☐	☐	☐	☐	☐	☐	☐

DATE _____   WEEK _____

SLEEP CYCLE & QUALITY

TIME	INTERVAL						
6	○	○	○	○	○	○	○
7	○	○	○	○	○	○	○
8	○	○	○	○	○	○	○
9	○	○	○	○	○	○	○
10	○	○	○	○	○	○	○
11	○	○	○	○	○	○	○
12	○	○	○	○	○	○	○
1	○	○	○	○	○	○	○
2	○	○	○	○	○	○	○
3	○	○	○	○	○	○	○
4	○	○	○	○	○	○	○
5	○	○	○	○	○	○	○
6	○	○	○	○	○	○	○
7	○	○	○	○	○	○	○
8	○	○	○	○	○	○	○
9	○	○	○	○	○	○	○
10	○	○	○	○	○	○	○
11	○	○	○	○	○	○	○
12	○	○	○	○	○	○	○
1	○	○	○	○	○	○	○
2	○	○	○	○	○	○	○
3	○	○	○	○	○	○	○
4	○	○	○	○	○	○	○
5	○	○	○	○	○	○	○

RATING	QUALITY						
😄	○	○	○	○	○	○	○
🙂	○	○	○	○	○	○	○
😐	○	○	○	○	○	○	○
🙁	○	○	○	○	○	○	○
😞	○	○	○	○	○	○	○

BEHAVIOUR

RATING	MON	TUE	WED	THU	FRI	SAT	SUN
💧 WATER LEVEL	○ ○ ○ ○ ○	○ ○ ○ ○ ○	○ ○ ○ ○ ○	○ ○ ○ ○ ○	○ ○ ○ ○ ○	○ ○ ○ ○ ○	○ ○ ○ ○ ○
🍎 FOOD LEVEL	○ ○ ○ ○ ○	○ ○ ○ ○ ○	○ ○ ○ ○ ○	○ ○ ○ ○ ○	○ ○ ○ ○ ○	○ ○ ○ ○ ○	○ ○ ○ ○ ○
☕ CAFFEINE LEVEL	○ ○ ○ ○ ○	○ ○ ○ ○ ○	○ ○ ○ ○ ○	○ ○ ○ ○ ○	○ ○ ○ ○ ○	○ ○ ○ ○ ○	○ ○ ○ ○ ○
🏐 SPORT	☐	☐	☐	☐	☐	☐	☐
🍾 ALCOHOL	☐	☐	☐	☐	☐	☐	☐
🚬 NICOTINE	☐	☐	☐	☐	☐	☐	☐

DATE _____   WEEK _____

SLEEP CYCLE & QUALITY

TIME	INTERVAL						
6	○	○	○	○	○	○	○
7	○	○	○	○	○	○	○
8	○	○	○	○	○	○	○
9	○	○	○	○	○	○	○
10	○	○	○	○	○	○	○
11	○	○	○	○	○	○	○
12	○	○	○	○	○	○	○
1	○	○	○	○	○	○	○
2	○	○	○	○	○	○	○
3	○	○	○	○	○	○	○
4	○	○	○	○	○	○	○
5	○	○	○	○	○	○	○
6	○	○	○	○	○	○	○
7	○	○	○	○	○	○	○
8	○	○	○	○	○	○	○
9	○	○	○	○	○	○	○
10	○	○	○	○	○	○	○
11	○	○	○	○	○	○	○
12	○	○	○	○	○	○	○
1	○	○	○	○	○	○	○
2	○	○	○	○	○	○	○
3	○	○	○	○	○	○	○
4	○	○	○	○	○	○	○
5	○	○	○	○	○	○	○

RATING	QUALITY						
😄	○	○	○	○	○	○	○
🙂	○	○	○	○	○	○	○
😐	○	○	○	○	○	○	○
🙁	○	○	○	○	○	○	○
😣	○	○	○	○	○	○	○

BEHAVIOUR

RATING	MON	TUE	WED	THU	FRI	SAT	SUN
WATER LEVEL							
FOOD LEVEL							
CAFFEINE LEVEL							
SPORT	☐	☐	☐	☐	☐	☐	☐
ALCOHOL	☐	☐	☐	☐	☐	☐	☐
NICOTINE	☐	☐	☐	☐	☐	☐	☐

📅 DATE _____   📅 WEEK _____

SLEEP CYCLE & QUALITY

TIME	INTERVAL						
6	○	○	○	○	○	○	○
7	○	○	○	○	○	○	○
8	○	○	○	○	○	○	○
9	○	○	○	○	○	○	○
10	○	○	○	○	○	○	○
11	○	○	○	○	○	○	○
12	○	○	○	○	○	○	○
1	○	○	○	○	○	○	○
2	○	○	○	○	○	○	○
3	○	○	○	○	○	○	○
4	○	○	○	○	○	○	○
5	○	○	○	○	○	○	○
6	○	○	○	○	○	○	○
7	○	○	○	○	○	○	○
8	○	○	○	○	○	○	○
9	○	○	○	○	○	○	○
10	○	○	○	○	○	○	○
11	○	○	○	○	○	○	○
12	○	○	○	○	○	○	○
1	○	○	○	○	○	○	○
2	○	○	○	○	○	○	○
3	○	○	○	○	○	○	○
4	○	○	○	○	○	○	○
5	○	○	○	○	○	○	○

RATING	QUALITY						
😄	○	○	○	○	○	○	○
🙂	○	○	○	○	○	○	○
😐	○	○	○	○	○	○	○
🙁	○	○	○	○	○	○	○
😣	○	○	○	○	○	○	○

BEHAVIOUR

RATING	MON	TUE	WED	THU	FRI	SAT	SUN
💧 WATER LEVEL	○○○○○	○○○○○	○○○○○	○○○○○	○○○○○	○○○○○	○○○○○
🍎 FOOD LEVEL	○○○○○	○○○○○	○○○○○	○○○○○	○○○○○	○○○○○	○○○○○
☕ CAFFEINE LEVEL	○○○○○	○○○○○	○○○○○	○○○○○	○○○○○	○○○○○	○○○○○
🏅 SPORT	☐	☐	☐	☐	☐	☐	☐
🍾 ALCOHOL	☐	☐	☐	☐	☐	☐	☐
🚬 NICOTINE	☐	☐	☐	☐	☐	☐	☐

DATE _____   WEEK _____

SLEEP CYCLE & QUALITY

TIME	INTERVAL						
6	o	o	o	o	o	o	o
7	o	o	o	o	o	o	o
8	o	o	o	o	o	o	o
9	o	o	o	o	o	o	o
10	o	o	o	o	o	o	o
11	o	o	o	o	o	o	o
12	o	o	o	o	o	o	o
1	o	o	o	o	o	o	o
2	o	o	o	o	o	o	o
3	o	o	o	o	o	o	o
4	o	o	o	o	o	o	o
5	o	o	o	o	o	o	o
6	o	o	o	o	o	o	o
7	o	o	o	o	o	o	o
8	o	o	o	o	o	o	o
9	o	o	o	o	o	o	o
10	o	o	o	o	o	o	o
11	o	o	o	o	o	o	o
12	o	o	o	o	o	o	o
1	o	o	o	o	o	o	o
2	o	o	o	o	o	o	o
3	o	o	o	o	o	o	o
4	o	o	o	o	o	o	o
5	o	o	o	o	o	o	o

RATING	QUALITY						
😃	o	o	o	o	o	o	o
🙂	o	o	o	o	o	o	o
😐	o	o	o	o	o	o	o
🙁	o	o	o	o	o	o	o
😣	o	o	o	o	o	o	o

BEHAVIOUR

RATING	MON	TUE	WED	THU	FRI	SAT	SUN
WATER LEVEL							
FOOD LEVEL							
CAFFEINE LEVEL							
SPORT	☐	☐	☐	☐	☐	☐	☐
ALCOHOL	☐	☐	☐	☐	☐	☐	☐
NICOTINE	☐	☐	☐	☐	☐	☐	☐

DATE _____   WEEK _____

SLEEP CYCLE & QUALITY

TIME	INTERVAL						
6	○	○	○	○	○	○	○
7	○	○	○	○	○	○	○
8	○	○	○	○	○	○	○
9	○	○	○	○	○	○	○
10	○	○	○	○	○	○	○
11	○	○	○	○	○	○	○
12	○	○	○	○	○	○	○
1	○	○	○	○	○	○	○
2	○	○	○	○	○	○	○
3	○	○	○	○	○	○	○
4	○	○	○	○	○	○	○
5	○	○	○	○	○	○	○
6	○	○	○	○	○	○	○
7	○	○	○	○	○	○	○
8	○	○	○	○	○	○	○
9	○	○	○	○	○	○	○
10	○	○	○	○	○	○	○
11	○	○	○	○	○	○	○
12	○	○	○	○	○	○	○
1	○	○	○	○	○	○	○
2	○	○	○	○	○	○	○
3	○	○	○	○	○	○	○
4	○	○	○	○	○	○	○
5	○	○	○	○	○	○	○

RATING	QUALITY						
😄	○	○	○	○	○	○	○
🙂	○	○	○	○	○	○	○
😐	○	○	○	○	○	○	○
🙁	○	○	○	○	○	○	○
�künstler	○	○	○	○	○	○	○

BEHAVIOUR

RATING	MON	TUE	WED	THU	FRI	SAT	SUN
💧 WATER LEVEL	○○○○○	○○○○○	○○○○○	○○○○○	○○○○○	○○○○○	○○○○○
🍎 FOOD LEVEL	○○○○○	○○○○○	○○○○○	○○○○○	○○○○○	○○○○○	○○○○○
☕ CAFFEINE LEVEL	○○○○○	○○○○○	○○○○○	○○○○○	○○○○○	○○○○○	○○○○○
🏀 SPORT	☐	☐	☐	☐	☐	☐	☐
🍾 ALCOHOL	☐	☐	☐	☐	☐	☐	☐
🚬 NICOTINE	☐	☐	☐	☐	☐	☐	☐

DATE _____   WEEK _____

SLEEP CYCLE & QUALITY

TIME	INTERVAL						
6	○	○	○	○	○	○	○
7	○	○	○	○	○	○	○
8	○	○	○	○	○	○	○
9	○	○	○	○	○	○	○
10	○	○	○	○	○	○	○
11	○	○	○	○	○	○	○
12	○	○	○	○	○	○	○
1	○	○	○	○	○	○	○
2	○	○	○	○	○	○	○
3	○	○	○	○	○	○	○
4	○	○	○	○	○	○	○
5	○	○	○	○	○	○	○
6	○	○	○	○	○	○	○
7	○	○	○	○	○	○	○
8	○	○	○	○	○	○	○
9	○	○	○	○	○	○	○
10	○	○	○	○	○	○	○
11	○	○	○	○	○	○	○
12	○	○	○	○	○	○	○
1	○	○	○	○	○	○	○
2	○	○	○	○	○	○	○
3	○	○	○	○	○	○	○
4	○	○	○	○	○	○	○
5	○	○	○	○	○	○	○

RATING	QUALITY						
😄	○	○	○	○	○	○	○
🙂	○	○	○	○	○	○	○
😐	○	○	○	○	○	○	○
🙁	○	○	○	○	○	○	○
😣	○	○	○	○	○	○	○

BEHAVIOUR

RATING	MON	TUE	WED	THU	FRI	SAT	SUN
WATER LEVEL							
FOOD LEVEL							
CAFFEINE LEVEL							
SPORT	☐	☐	☐	☐	☐	☐	☐
ALCOHOL	☐	☐	☐	☐	☐	☐	☐
NICOTINE	☐	☐	☐	☐	☐	☐	☐

DATE _____   WEEK _____

SLEEP CYCLE & QUALITY

TIME	INTERVAL						
6	○	○	○	○	○	○	○
7	○	○	○	○	○	○	○
8	○	○	○	○	○	○	○
9	○	○	○	○	○	○	○
10	○	○	○	○	○	○	○
11	○	○	○	○	○	○	○
12	○	○	○	○	○	○	○
1	○	○	○	○	○	○	○
2	○	○	○	○	○	○	○
3	○	○	○	○	○	○	○
4	○	○	○	○	○	○	○
5	○	○	○	○	○	○	○
6	○	○	○	○	○	○	○
7	○	○	○	○	○	○	○
8	○	○	○	○	○	○	○
9	○	○	○	○	○	○	○
10	○	○	○	○	○	○	○
11	○	○	○	○	○	○	○
12	○	○	○	○	○	○	○
1	○	○	○	○	○	○	○
2	○	○	○	○	○	○	○
3	○	○	○	○	○	○	○
4	○	○	○	○	○	○	○
5	○	○	○	○	○	○	○

RATING	QUALITY						
😀	○	○	○	○	○	○	○
🙂	○	○	○	○	○	○	○
😐	○	○	○	○	○	○	○
🙁	○	○	○	○	○	○	○
😣	○	○	○	○	○	○	○

BEHAVIOUR

RATING	MON	TUE	WED	THU	FRI	SAT	SUN
WATER LEVEL							
FOOD LEVEL							
CAFFEINE LEVEL							
SPORT	☐	☐	☐	☐	☐	☐	☐
ALCOHOL	☐	☐	☐	☐	☐	☐	☐
NICOTINE	☐	☐	☐	☐	☐	☐	☐

DATE _____   WEEK _____

SLEEP CYCLE & QUALITY

TIME	INTERVAL						
6	○	○	○	○	○	○	○
7	○	○	○	○	○	○	○
8	○	○	○	○	○	○	○
9	○	○	○	○	○	○	○
10	○	○	○	○	○	○	○
11	○	○	○	○	○	○	○
12	○	○	○	○	○	○	○
1	○	○	○	○	○	○	○
2	○	○	○	○	○	○	○
3	○	○	○	○	○	○	○
4	○	○	○	○	○	○	○
5	○	○	○	○	○	○	○
6	○	○	○	○	○	○	○
7	○	○	○	○	○	○	○
8	○	○	○	○	○	○	○
9	○	○	○	○	○	○	○
10	○	○	○	○	○	○	○
11	○	○	○	○	○	○	○
12	○	○	○	○	○	○	○
1	○	○	○	○	○	○	○
2	○	○	○	○	○	○	○
3	○	○	○	○	○	○	○
4	○	○	○	○	○	○	○
5	○	○	○	○	○	○	○

RATING	QUALITY						
😄	○	○	○	○	○	○	○
🙂	○	○	○	○	○	○	○
😐	○	○	○	○	○	○	○
🙁	○	○	○	○	○	○	○
😞	○	○	○	○	○	○	○

BEHAVIOUR

RATING	MON	TUE	WED	THU	FRI	SAT	SUN
💧 WATER LEVEL							
🍎 FOOD LEVEL							
☕ CAFFEINE LEVEL							
🏐 SPORT	☐	☐	☐	☐	☐	☐	☐
🍾 ALCOHOL	☐	☐	☐	☐	☐	☐	☐
🚬 NICOTINE	☐	☐	☐	☐	☐	☐	☐

📅 DATE _____   📅 WEEK _____

SLEEP CYCLE & QUALITY

TIME	INTERVAL						
6	○	○	○	○	○	○	○
7	○	○	○	○	○	○	○
8	○	○	○	○	○	○	○
9	○	○	○	○	○	○	○
10	○	○	○	○	○	○	○
11	○	○	○	○	○	○	○
12	○	○	○	○	○	○	○
1	○	○	○	○	○	○	○
2	○	○	○	○	○	○	○
3	○	○	○	○	○	○	○
4	○	○	○	○	○	○	○
5	○	○	○	○	○	○	○
6	○	○	○	○	○	○	○
7	○	○	○	○	○	○	○
8	○	○	○	○	○	○	○
9	○	○	○	○	○	○	○
10	○	○	○	○	○	○	○
11	○	○	○	○	○	○	○
12	○	○	○	○	○	○	○
1	○	○	○	○	○	○	○
2	○	○	○	○	○	○	○
3	○	○	○	○	○	○	○
4	○	○	○	○	○	○	○
5	○	○	○	○	○	○	○

RATING	QUALITY						
😄	○	○	○	○	○	○	○
🙂	○	○	○	○	○	○	○
😐	○	○	○	○	○	○	○
🙁	○	○	○	○	○	○	○
😞	○	○	○	○	○	○	○

BEHAVIOUR

RATING	MON	TUE	WED	THU	FRI	SAT	SUN
💧 WATER LEVEL	○○○○○	○○○○○	○○○○○	○○○○○	○○○○○	○○○○○	○○○○○
🍎 FOOD LEVEL	○○○○○	○○○○○	○○○○○	○○○○○	○○○○○	○○○○○	○○○○○
☕ CAFFEINE LEVEL	○○○○○	○○○○○	○○○○○	○○○○○	○○○○○	○○○○○	○○○○○
🏐 SPORT	☐	☐	☐	☐	☐	☐	☐
🍾 ALCOHOL	☐	☐	☐	☐	☐	☐	☐
🚬 NICOTINE	☐	☐	☐	☐	☐	☐	☐

📅 DATE _____   📅 WEEK _____

SLEEP CYCLE & QUALITY

TIME	INTERVAL						
6	○	○	○	○	○	○	○
7	○	○	○	○	○	○	○
8	○	○	○	○	○	○	○
9	○	○	○	○	○	○	○
10	○	○	○	○	○	○	○
11	○	○	○	○	○	○	○
12	○	○	○	○	○	○	○
1	○	○	○	○	○	○	○
2	○	○	○	○	○	○	○
3	○	○	○	○	○	○	○
4	○	○	○	○	○	○	○
5	○	○	○	○	○	○	○
6	○	○	○	○	○	○	○
7	○	○	○	○	○	○	○
8	○	○	○	○	○	○	○
9	○	○	○	○	○	○	○
10	○	○	○	○	○	○	○
11	○	○	○	○	○	○	○
12	○	○	○	○	○	○	○
1	○	○	○	○	○	○	○
2	○	○	○	○	○	○	○
3	○	○	○	○	○	○	○
4	○	○	○	○	○	○	○
5	○	○	○	○	○	○	○

RATING	QUALITY						
😄	○	○	○	○	○	○	○
🙂	○	○	○	○	○	○	○
😐	○	○	○	○	○	○	○
🙁	○	○	○	○	○	○	○
😣	○	○	○	○	○	○	○

BEHAVIOUR

RATING	MON	TUE	WED	THU	FRI	SAT	SUN
💧 WATER LEVEL							
🍎 FOOD LEVEL							
☕ CAFFEINE LEVEL							
🏐 SPORT	☐	☐	☐	☐	☐	☐	☐
🍾 ALCOHOL	☐	☐	☐	☐	☐	☐	☐
🚬 NICOTINE	☐	☐	☐	☐	☐	☐	☐

DATE _____   WEEK _____

SLEEP CYCLE & QUALITY

TIME	INTERVAL						
6	○	○	○	○	○	○	○
7	○	○	○	○	○	○	○
8	○	○	○	○	○	○	○
9	○	○	○	○	○	○	○
10	○	○	○	○	○	○	○
11	○	○	○	○	○	○	○
12	○	○	○	○	○	○	○
1	○	○	○	○	○	○	○
2	○	○	○	○	○	○	○
3	○	○	○	○	○	○	○
4	○	○	○	○	○	○	○
5	○	○	○	○	○	○	○
6	○	○	○	○	○	○	○
7	○	○	○	○	○	○	○
8	○	○	○	○	○	○	○
9	○	○	○	○	○	○	○
10	○	○	○	○	○	○	○
11	○	○	○	○	○	○	○
12	○	○	○	○	○	○	○
1	○	○	○	○	○	○	○
2	○	○	○	○	○	○	○
3	○	○	○	○	○	○	○
4	○	○	○	○	○	○	○
5	○	○	○	○	○	○	○

RATING	QUALITY						
😄	○	○	○	○	○	○	○
🙂	○	○	○	○	○	○	○
😐	○	○	○	○	○	○	○
🙁	○	○	○	○	○	○	○
😞	○	○	○	○	○	○	○

BEHAVIOUR

RATING	MON	TUE	WED	THU	FRI	SAT	SUN
WATER LEVEL	○○○○	○○○○	○○○○	○○○○	○○○○	○○○○	○○○○
FOOD LEVEL	○○○○	○○○○	○○○○	○○○○	○○○○	○○○○	○○○○
CAFFEINE LEVEL	○○○○	○○○○	○○○○	○○○○	○○○○	○○○○	○○○○
SPORT	☐	☐	☐	☐	☐	☐	☐
ALCOHOL	☐	☐	☐	☐	☐	☐	☐
NICOTINE	☐	☐	☐	☐	☐	☐	☐

DATE _____   WEEK _____

SLEEP CYCLE & QUALITY

TIME	INTERVAL						
6	o	o	o	o	o	o	o
7	o	o	o	o	o	o	o
8	o	o	o	o	o	o	o
9	o	o	o	o	o	o	o
10	o	o	o	o	o	o	o
11	o	o	o	o	o	o	o
12	o	o	o	o	o	o	o
1	o	o	o	o	o	o	o
2	o	o	o	o	o	o	o
3	o	o	o	o	o	o	o
4	o	o	o	o	o	o	o
5	o	o	o	o	o	o	o
6	o	o	o	o	o	o	o
7	o	o	o	o	o	o	o
8	o	o	o	o	o	o	o
9	o	o	o	o	o	o	o
10	o	o	o	o	o	o	o
11	o	o	o	o	o	o	o
12	o	o	o	o	o	o	o
1	o	o	o	o	o	o	o
2	o	o	o	o	o	o	o
3	o	o	o	o	o	o	o
4	o	o	o	o	o	o	o
5	o	o	o	o	o	o	o

RATING	QUALITY						
😄	o	o	o	o	o	o	o
🙂	o	o	o	o	o	o	o
😐	o	o	o	o	o	o	o
🙁	o	o	o	o	o	o	o
😣	o	o	o	o	o	o	o

BEHAVIOUR

RATING	MON	TUE	WED	THU	FRI	SAT	SUN
WATER LEVEL							
FOOD LEVEL							
CAFFEINE LEVEL							
SPORT	☐	☐	☐	☐	☐	☐	☐
ALCOHOL	☐	☐	☐	☐	☐	☐	☐
NICOTINE	☐	☐	☐	☐	☐	☐	☐

📅 DATE _____   📅 WEEK _____

SLEEP CYCLE & QUALITY

TIME	INTERVAL						
6	○	○	○	○	○	○	○
7	○	○	○	○	○	○	○
8	○	○	○	○	○	○	○
9	○	○	○	○	○	○	○
10	○	○	○	○	○	○	○
11	○	○	○	○	○	○	○
12	○	○	○	○	○	○	○
1	○	○	○	○	○	○	○
2	○	○	○	○	○	○	○
3	○	○	○	○	○	○	○
4	○	○	○	○	○	○	○
5	○	○	○	○	○	○	○
6	○	○	○	○	○	○	○
7	○	○	○	○	○	○	○
8	○	○	○	○	○	○	○
9	○	○	○	○	○	○	○
10	○	○	○	○	○	○	○
11	○	○	○	○	○	○	○
12	○	○	○	○	○	○	○
1	○	○	○	○	○	○	○
2	○	○	○	○	○	○	○
3	○	○	○	○	○	○	○
4	○	○	○	○	○	○	○
5	○	○	○	○	○	○	○

RATING	QUALITY						
😄	○	○	○	○	○	○	○
🙂	○	○	○	○	○	○	○
😐	○	○	○	○	○	○	○
🙁	○	○	○	○	○	○	○
😦	○	○	○	○	○	○	○

BEHAVIOUR

RATING	MON	TUE	WED	THU	FRI	SAT	SUN
💧 WATER LEVEL							
🍎 FOOD LEVEL							
☕ CAFFEINE LEVEL							
🏀 SPORT	☐	☐	☐	☐	☐	☐	☐
🍾 ALCOHOL	☐	☐	☐	☐	☐	☐	☐
🚬 NICOTINE	☐	☐	☐	☐	☐	☐	☐

📅 DATE _____   📅 WEEK _____

SLEEP CYCLE & QUALITY

TIME	INTERVAL						
6	○	○	○	○	○	○	○
7	○	○	○	○	○	○	○
8	○	○	○	○	○	○	○
9	○	○	○	○	○	○	○
10	○	○	○	○	○	○	○
11	○	○	○	○	○	○	○
12	○	○	○	○	○	○	○
1	○	○	○	○	○	○	○
2	○	○	○	○	○	○	○
3	○	○	○	○	○	○	○
4	○	○	○	○	○	○	○
5	○	○	○	○	○	○	○
6	○	○	○	○	○	○	○
7	○	○	○	○	○	○	○
8	○	○	○	○	○	○	○
9	○	○	○	○	○	○	○
10	○	○	○	○	○	○	○
11	○	○	○	○	○	○	○
12	○	○	○	○	○	○	○
1	○	○	○	○	○	○	○
2	○	○	○	○	○	○	○
3	○	○	○	○	○	○	○
4	○	○	○	○	○	○	○
5	○	○	○	○	○	○	○

RATING	QUALITY						
😄	○	○	○	○	○	○	○
🙂	○	○	○	○	○	○	○
😐	○	○	○	○	○	○	○
🙁	○	○	○	○	○	○	○
😩	○	○	○	○	○	○	○

BEHAVIOUR

RATING	MON	TUE	WED	THU	FRI	SAT	SUN
💧 WATER LEVEL							
🍎 FOOD LEVEL							
☕ CAFFEINE LEVEL							
🍊 SPORT	☐	☐	☐	☐	☐	☐	☐
🍾 ALCOHOL	☐	☐	☐	☐	☐	☐	☐
🚬 NICOTINE	☐	☐	☐	☐	☐	☐	☐

📅 DATE _____   📅 WEEK _____

SLEEP CYCLE & QUALITY

TIME	INTERVAL						
6	○	○	○	○	○	○	○
7	○	○	○	○	○	○	○
8	○	○	○	○	○	○	○
9	○	○	○	○	○	○	○
10	○	○	○	○	○	○	○
11	○	○	○	○	○	○	○
12	○	○	○	○	○	○	○
1	○	○	○	○	○	○	○
2	○	○	○	○	○	○	○
3	○	○	○	○	○	○	○
4	○	○	○	○	○	○	○
5	○	○	○	○	○	○	○
6	○	○	○	○	○	○	○
7	○	○	○	○	○	○	○
8	○	○	○	○	○	○	○
9	○	○	○	○	○	○	○
10	○	○	○	○	○	○	○
11	○	○	○	○	○	○	○
12	○	○	○	○	○	○	○
1	○	○	○	○	○	○	○
2	○	○	○	○	○	○	○
3	○	○	○	○	○	○	○
4	○	○	○	○	○	○	○
5	○	○	○	○	○	○	○

RATING	QUALITY						
😄	○	○	○	○	○	○	○
🙂	○	○	○	○	○	○	○
😐	○	○	○	○	○	○	○
🙁	○	○	○	○	○	○	○
😞	○	○	○	○	○	○	○

BEHAVIOUR

RATING	MON	TUE	WED	THU	FRI	SAT	SUN
💧 WATER LEVEL							
🍎 FOOD LEVEL							
☕ CAFFEINE LEVEL							
🏐 SPORT	☐	☐	☐	☐	☐	☐	☐
🍾 ALCOHOL	☐	☐	☐	☐	☐	☐	☐
🚬 NICOTINE	☐	☐	☐	☐	☐	☐	☐

📅 DATE _____   📅 WEEK _____

SLEEP CYCLE & QUALITY

TIME	INTERVAL						
6	○	○	○	○	○	○	○
7	○	○	○	○	○	○	○
8	○	○	○	○	○	○	○
9	○	○	○	○	○	○	○
10	○	○	○	○	○	○	○
11	○	○	○	○	○	○	○
12	○	○	○	○	○	○	○
1	○	○	○	○	○	○	○
2	○	○	○	○	○	○	○
3	○	○	○	○	○	○	○
4	○	○	○	○	○	○	○
5	○	○	○	○	○	○	○
6	○	○	○	○	○	○	○
7	○	○	○	○	○	○	○
8	○	○	○	○	○	○	○
9	○	○	○	○	○	○	○
10	○	○	○	○	○	○	○
11	○	○	○	○	○	○	○
12	○	○	○	○	○	○	○
1	○	○	○	○	○	○	○
2	○	○	○	○	○	○	○
3	○	○	○	○	○	○	○
4	○	○	○	○	○	○	○
5	○	○	○	○	○	○	○

RATING	QUALITY						
😄	○	○	○	○	○	○	○
🙂	○	○	○	○	○	○	○
😐	○	○	○	○	○	○	○
😞	○	○	○	○	○	○	○
😣	○	○	○	○	○	○	○

BEHAVIOUR

RATING	MON	TUE	WED	THU	FRI	SAT	SUN
💧 WATER LEVEL							
🍎 FOOD LEVEL							
☕ CAFFEINE LEVEL							
🍊 SPORT	☐	☐	☐	☐	☐	☐	☐
🍾 ALCOHOL	☐	☐	☐	☐	☐	☐	☐
🚬 NICOTINE	☐	☐	☐	☐	☐	☐	☐

DATE _____ WEEK _____

SLEEP CYCLE & QUALITY

TIME	INTERVAL						
6	○	○	○	○	○	○	○
7	○	○	○	○	○	○	○
8	○	○	○	○	○	○	○
9	○	○	○	○	○	○	○
10	○	○	○	○	○	○	○
11	○	○	○	○	○	○	○
12	○	○	○	○	○	○	○
1	○	○	○	○	○	○	○
2	○	○	○	○	○	○	○
3	○	○	○	○	○	○	○
4	○	○	○	○	○	○	○
5	○	○	○	○	○	○	○
6	○	○	○	○	○	○	○
7	○	○	○	○	○	○	○
8	○	○	○	○	○	○	○
9	○	○	○	○	○	○	○
10	○	○	○	○	○	○	○
11	○	○	○	○	○	○	○
12	○	○	○	○	○	○	○
1	○	○	○	○	○	○	○
2	○	○	○	○	○	○	○
3	○	○	○	○	○	○	○
4	○	○	○	○	○	○	○
5	○	○	○	○	○	○	○

RATING	QUALITY						
😄	○	○	○	○	○	○	○
🙂	○	○	○	○	○	○	○
😐	○	○	○	○	○	○	○
🙁	○	○	○	○	○	○	○
😞	○	○	○	○	○	○	○

BEHAVIOUR

RATING	MON	TUE	WED	THU	FRI	SAT	SUN
WATER LEVEL	· · · · ·	· · · · ·	· · · · ·	· · · · ·	· · · · ·	· · · · ·	· · · · ·
FOOD LEVEL	· · · · ·	· · · · ·	· · · · ·	· · · · ·	· · · · ·	· · · · ·	· · · · ·
CAFFEINE LEVEL	· · · · ·	· · · · ·	· · · · ·	· · · · ·	· · · · ·	· · · · ·	· · · · ·
SPORT	☐	☐	☐	☐	☐	☐	☐
ALCOHOL	☐	☐	☐	☐	☐	☐	☐
NICOTINE	☐	☐	☐	☐	☐	☐	☐

📅 DATE _____   📅 WEEK _____

SLEEP CYCLE & QUALITY

TIME	INTERVAL						
6	○	○	○	○	○	○	○
7	○	○	○	○	○	○	○
8	○	○	○	○	○	○	○
9	○	○	○	○	○	○	○
10	○	○	○	○	○	○	○
11	○	○	○	○	○	○	○
12	○	○	○	○	○	○	○
1	○	○	○	○	○	○	○
2	○	○	○	○	○	○	○
3	○	○	○	○	○	○	○
4	○	○	○	○	○	○	○
5	○	○	○	○	○	○	○
6	○	○	○	○	○	○	○
7	○	○	○	○	○	○	○
8	○	○	○	○	○	○	○
9	○	○	○	○	○	○	○
10	○	○	○	○	○	○	○
11	○	○	○	○	○	○	○
12	○	○	○	○	○	○	○
1	○	○	○	○	○	○	○
2	○	○	○	○	○	○	○
3	○	○	○	○	○	○	○
4	○	○	○	○	○	○	○
5	○	○	○	○	○	○	○

RATING	QUALITY						
😄	○	○	○	○	○	○	○
🙂	○	○	○	○	○	○	○
😐	○	○	○	○	○	○	○
🙁	○	○	○	○	○	○	○
😣	○	○	○	○	○	○	○

BEHAVIOUR

RATING	MON	TUE	WED	THU	FRI	SAT	SUN
💧 WATER LEVEL							
🍎 FOOD LEVEL							
☕ CAFFEINE LEVEL							
🍊 SPORT	☐	☐	☐	☐	☐	☐	☐
🍾 ALCOHOL	☐	☐	☐	☐	☐	☐	☐
🚬 NICOTINE	☐	☐	☐	☐	☐	☐	☐

📅 DATE _____   📅 WEEK _____

SLEEP CYCLE & QUALITY

TIME	INTERVAL						
6	○	○	○	○	○	○	○
7	○	○	○	○	○	○	○
8	○	○	○	○	○	○	○
9	○	○	○	○	○	○	○
10	○	○	○	○	○	○	○
11	○	○	○	○	○	○	○
12	○	○	○	○	○	○	○
1	○	○	○	○	○	○	○
2	○	○	○	○	○	○	○
3	○	○	○	○	○	○	○
4	○	○	○	○	○	○	○
5	○	○	○	○	○	○	○
6	○	○	○	○	○	○	○
7	○	○	○	○	○	○	○
8	○	○	○	○	○	○	○
9	○	○	○	○	○	○	○
10	○	○	○	○	○	○	○
11	○	○	○	○	○	○	○
12	○	○	○	○	○	○	○
1	○	○	○	○	○	○	○
2	○	○	○	○	○	○	○
3	○	○	○	○	○	○	○
4	○	○	○	○	○	○	○
5	○	○	○	○	○	○	○

RATING	QUALITY						
😀	○	○	○	○	○	○	○
🙂	○	○	○	○	○	○	○
😐	○	○	○	○	○	○	○
🙁	○	○	○	○	○	○	○
😞	○	○	○	○	○	○	○

BEHAVIOUR

RATING	MON	TUE	WED	THU	FRI	SAT	SUN
💧 WATER LEVEL							
🍎 FOOD LEVEL							
☕ CAFFEINE LEVEL							
🍊 SPORT	☐	☐	☐	☐	☐	☐	☐
🍾 ALCOHOL	☐	☐	☐	☐	☐	☐	☐
🚬 NICOTINE	☐	☐	☐	☐	☐	☐	☐

DATE _____   WEEK _____

SLEEP CYCLE & QUALITY

TIME	INTERVAL						
6	O	O	O	O	O	O	O
7	O	O	O	O	O	O	O
8	O	O	O	O	O	O	O
9	O	O	O	O	O	O	O
10	O	O	O	O	O	O	O
11	O	O	O	O	O	O	O
12	O	O	O	O	O	O	O
1	O	O	O	O	O	O	O
2	O	O	O	O	O	O	O
3	O	O	O	O	O	O	O
4	O	O	O	O	O	O	O
5	O	O	O	O	O	O	O
6	O	O	O	O	O	O	O
7	O	O	O	O	O	O	O
8	O	O	O	O	O	O	O
9	O	O	O	O	O	O	O
10	O	O	O	O	O	O	O
11	O	O	O	O	O	O	O
12	O	O	O	O	O	O	O
1	O	O	O	O	O	O	O
2	O	O	O	O	O	O	O
3	O	O	O	O	O	O	O
4	O	O	O	O	O	O	O
5	O	O	O	O	O	O	O

RATING	QUALITY						
😃	O	O	O	O	O	O	O
🙂	O	O	O	O	O	O	O
😐	O	O	O	O	O	O	O
🙁	O	O	O	O	O	O	O
😣	O	O	O	O	O	O	O

BEHAVIOUR

RATING	MON	TUE	WED	THU	FRI	SAT	SUN
WATER LEVEL							
FOOD LEVEL							
CAFFEINE LEVEL							
SPORT	☐	☐	☐	☐	☐	☐	☐
ALCOHOL	☐	☐	☐	☐	☐	☐	☐
NICOTINE	☐	☐	☐	☐	☐	☐	☐

DATE _____ WEEK _____

SLEEP CYCLE & QUALITY

TIME	INTERVAL						
6	○	○	○	○	○	○	○
7	○	○	○	○	○	○	○
8	○	○	○	○	○	○	○
9	○	○	○	○	○	○	○
10	○	○	○	○	○	○	○
11	○	○	○	○	○	○	○
12	○	○	○	○	○	○	○
1	○	○	○	○	○	○	○
2	○	○	○	○	○	○	○
3	○	○	○	○	○	○	○
4	○	○	○	○	○	○	○
5	○	○	○	○	○	○	○
6	○	○	○	○	○	○	○
7	○	○	○	○	○	○	○
8	○	○	○	○	○	○	○
9	○	○	○	○	○	○	○
10	○	○	○	○	○	○	○
11	○	○	○	○	○	○	○
12	○	○	○	○	○	○	○
1	○	○	○	○	○	○	○
2	○	○	○	○	○	○	○
3	○	○	○	○	○	○	○
4	○	○	○	○	○	○	○
5	○	○	○	○	○	○	○

RATING	QUALITY						
😄	○	○	○	○	○	○	○
🙂	○	○	○	○	○	○	○
😐	○	○	○	○	○	○	○
🙁	○	○	○	○	○	○	○
😣	○	○	○	○	○	○	○

BEHAVIOUR

RATING	MON	TUE	WED	THU	FRI	SAT	SUN
WATER LEVEL							
FOOD LEVEL							
CAFFEINE LEVEL							
SPORT	☐	☐	☐	☐	☐	☐	☐
ALCOHOL	☐	☐	☐	☐	☐	☐	☐
NICOTINE	☐	☐	☐	☐	☐	☐	☐

📅 DATE _____   📅 WEEK _____

SLEEP CYCLE & QUALITY

TIME	INTERVAL						
6	○	○	○	○	○	○	○
7	○	○	○	○	○	○	○
8	○	○	○	○	○	○	○
9	○	○	○	○	○	○	○
10	○	○	○	○	○	○	○
11	○	○	○	○	○	○	○
12	○	○	○	○	○	○	○
1	○	○	○	○	○	○	○
2	○	○	○	○	○	○	○
3	○	○	○	○	○	○	○
4	○	○	○	○	○	○	○
5	○	○	○	○	○	○	○
6	○	○	○	○	○	○	○
7	○	○	○	○	○	○	○
8	○	○	○	○	○	○	○
9	○	○	○	○	○	○	○
10	○	○	○	○	○	○	○
11	○	○	○	○	○	○	○
12	○	○	○	○	○	○	○
1	○	○	○	○	○	○	○
2	○	○	○	○	○	○	○
3	○	○	○	○	○	○	○
4	○	○	○	○	○	○	○
5	○	○	○	○	○	○	○

RATING	QUALITY						
😃	○	○	○	○	○	○	○
🙂	○	○	○	○	○	○	○
😐	○	○	○	○	○	○	○
🙁	○	○	○	○	○	○	○
😣	○	○	○	○	○	○	○

BEHAVIOUR

RATING	MON	TUE	WED	THU	FRI	SAT	SUN
💧 WATER LEVEL							
🍎 FOOD LEVEL							
☕ CAFFEINE LEVEL							
🏀 SPORT	☐	☐	☐	☐	☐	☐	☐
🍾 ALCOHOL	☐	☐	☐	☐	☐	☐	☐
🚬 NICOTINE	☐	☐	☐	☐	☐	☐	☐

DATE _____ WEEK _____

SLEEP CYCLE & QUALITY

TIME	INTERVAL						
6	○	○	○	○	○	○	○
7	○	○	○	○	○	○	○
8	○	○	○	○	○	○	○
9	○	○	○	○	○	○	○
10	○	○	○	○	○	○	○
11	○	○	○	○	○	○	○
12	○	○	○	○	○	○	○
1	○	○	○	○	○	○	○
2	○	○	○	○	○	○	○
3	○	○	○	○	○	○	○
4	○	○	○	○	○	○	○
5	○	○	○	○	○	○	○
6	○	○	○	○	○	○	○
7	○	○	○	○	○	○	○
8	○	○	○	○	○	○	○
9	○	○	○	○	○	○	○
10	○	○	○	○	○	○	○
11	○	○	○	○	○	○	○
12	○	○	○	○	○	○	○
1	○	○	○	○	○	○	○
2	○	○	○	○	○	○	○
3	○	○	○	○	○	○	○
4	○	○	○	○	○	○	○
5	○	○	○	○	○	○	○

RATING	QUALITY						
😄	○	○	○	○	○	○	○
🙂	○	○	○	○	○	○	○
😐	○	○	○	○	○	○	○
🙁	○	○	○	○	○	○	○
😣	○	○	○	○	○	○	○

BEHAVIOUR

RATING	MON	TUE	WED	THU	FRI	SAT	SUN
💧 WATER LEVEL							
🍎 FOOD LEVEL							
☕ CAFFEINE LEVEL							
🍊 SPORT	☐	☐	☐	☐	☐	☐	☐
🍾 ALCOHOL	☐	☐	☐	☐	☐	☐	☐
🚬 NICOTINE	☐	☐	☐	☐	☐	☐	☐

📅 DATE _____   📅 WEEK _____

SLEEP CYCLE & QUALITY

TIME	INTERVAL						
6	o	o	o	o	o	o	o
7	o	o	o	o	o	o	o
8	o	o	o	o	o	o	o
9	o	o	o	o	o	o	o
10	o	o	o	o	o	o	o
11	o	o	o	o	o	o	o
12	o	o	o	o	o	o	o
1	o	o	o	o	o	o	o
2	o	o	o	o	o	o	o
3	o	o	o	o	o	o	o
4	o	o	o	o	o	o	o
5	o	o	o	o	o	o	o
6	o	o	o	o	o	o	o
7	o	o	o	o	o	o	o
8	o	o	o	o	o	o	o
9	o	o	o	o	o	o	o
10	o	o	o	o	o	o	o
11	o	o	o	o	o	o	o
12	o	o	o	o	o	o	o
1	o	o	o	o	o	o	o
2	o	o	o	o	o	o	o
3	o	o	o	o	o	o	o
4	o	o	o	o	o	o	o
5	o	o	o	o	o	o	o

RATING	QUALITY						
😄	o	o	o	o	o	o	o
🙂	o	o	o	o	o	o	o
😐	o	o	o	o	o	o	o
🙁	o	o	o	o	o	o	o
😣	o	o	o	o	o	o	o

BEHAVIOUR

RATING	MON	TUE	WED	THU	FRI	SAT	SUN
💧 WATER LEVEL							
🍎 FOOD LEVEL							
☕ CAFFEINE LEVEL							
🏅 SPORT	☐	☐	☐	☐	☐	☐	☐
🍾 ALCOHOL	☐	☐	☐	☐	☐	☐	☐
🚬 NICOTINE	☐	☐	☐	☐	☐	☐	☐

📅 DATE _____ 📅 WEEK _____

SLEEP CYCLE & QUALITY

TIME	INTERVAL						
6	○	○	○	○	○	○	○
7	○	○	○	○	○	○	○
8	○	○	○	○	○	○	○
9	○	○	○	○	○	○	○
10	○	○	○	○	○	○	○
11	○	○	○	○	○	○	○
12	○	○	○	○	○	○	○
1	○	○	○	○	○	○	○
2	○	○	○	○	○	○	○
3	○	○	○	○	○	○	○
4	○	○	○	○	○	○	○
5	○	○	○	○	○	○	○
6	○	○	○	○	○	○	○
7	○	○	○	○	○	○	○
8	○	○	○	○	○	○	○
9	○	○	○	○	○	○	○
10	○	○	○	○	○	○	○
11	○	○	○	○	○	○	○
12	○	○	○	○	○	○	○
1	○	○	○	○	○	○	○
2	○	○	○	○	○	○	○
3	○	○	○	○	○	○	○
4	○	○	○	○	○	○	○
5	○	○	○	○	○	○	○

RATING	QUALITY						
😄	○	○	○	○	○	○	○
🙂	○	○	○	○	○	○	○
😐	○	○	○	○	○	○	○
🙁	○	○	○	○	○	○	○
😣	○	○	○	○	○	○	○

BEHAVIOUR

RATING	MON	TUE	WED	THU	FRI	SAT	SUN
💧 WATER LEVEL							
🍎 FOOD LEVEL							
☕ CAFFEINE LEVEL							
🏀 SPORT	☐	☐	☐	☐	☐	☐	☐
🍾 ALCOHOL	☐	☐	☐	☐	☐	☐	☐
🚬 NICOTINE	☐	☐	☐	☐	☐	☐	☐

DATE _____   **WEEK** _____

SLEEP CYCLE & QUALITY

TIME	INTERVAL						
6	○	○	○	○	○	○	○
7	○	○	○	○	○	○	○
8	○	○	○	○	○	○	○
9	○	○	○	○	○	○	○
10	○	○	○	○	○	○	○
11	○	○	○	○	○	○	○
12	○	○	○	○	○	○	○
1	○	○	○	○	○	○	○
2	○	○	○	○	○	○	○
3	○	○	○	○	○	○	○
4	○	○	○	○	○	○	○
5	○	○	○	○	○	○	○
6	○	○	○	○	○	○	○
7	○	○	○	○	○	○	○
8	○	○	○	○	○	○	○
9	○	○	○	○	○	○	○
10	○	○	○	○	○	○	○
11	○	○	○	○	○	○	○
12	○	○	○	○	○	○	○
1	○	○	○	○	○	○	○
2	○	○	○	○	○	○	○
3	○	○	○	○	○	○	○
4	○	○	○	○	○	○	○
5	○	○	○	○	○	○	○

RATING	QUALITY						
😃	○	○	○	○	○	○	○
🙂	○	○	○	○	○	○	○
😐	○	○	○	○	○	○	○
🙁	○	○	○	○	○	○	○
☹	○	○	○	○	○	○	○

BEHAVIOUR

RATING	MON	TUE	WED	THU	FRI	SAT	SUN
WATER LEVEL							
FOOD LEVEL							
CAFFEINE LEVEL							
SPORT	☐	☐	☐	☐	☐	☐	☐
ALCOHOL	☐	☐	☐	☐	☐	☐	☐
NICOTINE	☐	☐	☐	☐	☐	☐	☐

📅 DATE _____   📅 WEEK _____

SLEEP CYCLE & QUALITY

TIME	INTERVAL						
6	○	○	○	○	○	○	○
7	○	○	○	○	○	○	○
8	○	○	○	○	○	○	○
9	○	○	○	○	○	○	○
10	○	○	○	○	○	○	○
11	○	○	○	○	○	○	○
12	○	○	○	○	○	○	○
1	○	○	○	○	○	○	○
2	○	○	○	○	○	○	○
3	○	○	○	○	○	○	○
4	○	○	○	○	○	○	○
5	○	○	○	○	○	○	○
6	○	○	○	○	○	○	○
7	○	○	○	○	○	○	○
8	○	○	○	○	○	○	○
9	○	○	○	○	○	○	○
10	○	○	○	○	○	○	○
11	○	○	○	○	○	○	○
12	○	○	○	○	○	○	○
1	○	○	○	○	○	○	○
2	○	○	○	○	○	○	○
3	○	○	○	○	○	○	○
4	○	○	○	○	○	○	○
5	○	○	○	○	○	○	○

RATING	QUALITY						
😄	○	○	○	○	○	○	○
🙂	○	○	○	○	○	○	○
😐	○	○	○	○	○	○	○
🙁	○	○	○	○	○	○	○
😣	○	○	○	○	○	○	○

BEHAVIOUR

RATING	MON	TUE	WED	THU	FRI	SAT	SUN
💧 WATER LEVEL	○○○○○	○○○○○	○○○○○	○○○○○	○○○○○	○○○○○	○○○○○
🍎 FOOD LEVEL	○○○○○	○○○○○	○○○○○	○○○○○	○○○○○	○○○○○	○○○○○
☕ CAFFEINE LEVEL	○○○○○	○○○○○	○○○○○	○○○○○	○○○○○	○○○○○	○○○○○
🏐 SPORT	☐	☐	☐	☐	☐	☐	☐
🍾 ALCOHOL	☐	☐	☐	☐	☐	☐	☐
🚬 NICOTINE	☐	☐	☐	☐	☐	☐	☐

DATE _____ WEEK _____

SLEEP CYCLE & QUALITY

TIME	INTERVAL						
6	O	O	O	O	O	O	O
7	O	O	O	O	O	O	O
8	O	O	O	O	O	O	O
9	O	O	O	O	O	O	O
10	O	O	O	O	O	O	O
11	O	O	O	O	O	O	O
12	O	O	O	O	O	O	O
1	O	O	O	O	O	O	O
2	O	O	O	O	O	O	O
3	O	O	O	O	O	O	O
4	O	O	O	O	O	O	O
5	O	O	O	O	O	O	O
6	O	O	O	O	O	O	O
7	O	O	O	O	O	O	O
8	O	O	O	O	O	O	O
9	O	O	O	O	O	O	O
10	O	O	O	O	O	O	O
11	O	O	O	O	O	O	O
12	O	O	O	O	O	O	O
1	O	O	O	O	O	O	O
2	O	O	O	O	O	O	O
3	O	O	O	O	O	O	O
4	O	O	O	O	O	O	O
5	O	O	O	O	O	O	O

RATING	QUALITY						
😄	O	O	O	O	O	O	O
🙂	O	O	O	O	O	O	O
😐	O	O	O	O	O	O	O
🙁	O	O	O	O	O	O	O
😣	O	O	O	O	O	O	O

BEHAVIOUR

RATING	MON	TUE	WED	THU	FRI	SAT	SUN
WATER LEVEL							
FOOD LEVEL							
CAFFEINE LEVEL							
SPORT	☐	☐	☐	☐	☐	☐	☐
ALCOHOL	☐	☐	☐	☐	☐	☐	☐
NICOTINE	☐	☐	☐	☐	☐	☐	☐

DATE _____   WEEK _____

SLEEP CYCLE & QUALITY

TIME	INTERVAL						
6	○	○	○	○	○	○	○
7	○	○	○	○	○	○	○
8	○	○	○	○	○	○	○
9	○	○	○	○	○	○	○
10	○	○	○	○	○	○	○
11	○	○	○	○	○	○	○
12	○	○	○	○	○	○	○
1	○	○	○	○	○	○	○
2	○	○	○	○	○	○	○
3	○	○	○	○	○	○	○
4	○	○	○	○	○	○	○
5	○	○	○	○	○	○	○
6	○	○	○	○	○	○	○
7	○	○	○	○	○	○	○
8	○	○	○	○	○	○	○
9	○	○	○	○	○	○	○
10	○	○	○	○	○	○	○
11	○	○	○	○	○	○	○
12	○	○	○	○	○	○	○
1	○	○	○	○	○	○	○
2	○	○	○	○	○	○	○
3	○	○	○	○	○	○	○
4	○	○	○	○	○	○	○
5	○	○	○	○	○	○	○

RATING	QUALITY						
😄	○	○	○	○	○	○	○
🙂	○	○	○	○	○	○	○
😐	○	○	○	○	○	○	○
🙁	○	○	○	○	○	○	○
😞	○	○	○	○	○	○	○

BEHAVIOUR

RATING	MON	TUE	WED	THU	FRI	SAT	SUN
WATER LEVEL							
FOOD LEVEL							
CAFFEINE LEVEL							
SPORT	☐	☐	☐	☐	☐	☐	☐
ALCOHOL	☐	☐	☐	☐	☐	☐	☐
NICOTINE	☐	☐	☐	☐	☐	☐	☐

📅 DATE _____   📅 WEEK _____

SLEEP CYCLE & QUALITY

TIME	INTERVAL						
6	○	○	○	○	○	○	○
7	○	○	○	○	○	○	○
8	○	○	○	○	○	○	○
9	○	○	○	○	○	○	○
10	○	○	○	○	○	○	○
11	○	○	○	○	○	○	○
12	○	○	○	○	○	○	○
1	○	○	○	○	○	○	○
2	○	○	○	○	○	○	○
3	○	○	○	○	○	○	○
4	○	○	○	○	○	○	○
5	○	○	○	○	○	○	○
6	○	○	○	○	○	○	○
7	○	○	○	○	○	○	○
8	○	○	○	○	○	○	○
9	○	○	○	○	○	○	○
10	○	○	○	○	○	○	○
11	○	○	○	○	○	○	○
12	○	○	○	○	○	○	○
1	○	○	○	○	○	○	○
2	○	○	○	○	○	○	○
3	○	○	○	○	○	○	○
4	○	○	○	○	○	○	○
5	○	○	○	○	○	○	○

RATING	QUALITY						
😃	○	○	○	○	○	○	○
🙂	○	○	○	○	○	○	○
😐	○	○	○	○	○	○	○
🙁	○	○	○	○	○	○	○
😣	○	○	○	○	○	○	○

BEHAVIOUR

RATING	MON	TUE	WED	THU	FRI	SAT	SUN
💧 WATER LEVEL							
🍎 FOOD LEVEL							
☕ CAFFEINE LEVEL							
🏀 SPORT	☐	☐	☐	☐	☐	☐	☐
🍶 ALCOHOL	☐	☐	☐	☐	☐	☐	☐
🚬 NICOTINE	☐	☐	☐	☐	☐	☐	☐

DATE _____   WEEK _____

SLEEP CYCLE & QUALITY

TIME	INTERVAL						
6	○	○	○	○	○	○	○
7	○	○	○	○	○	○	○
8	○	○	○	○	○	○	○
9	○	○	○	○	○	○	○
10	○	○	○	○	○	○	○
11	○	○	○	○	○	○	○
12	○	○	○	○	○	○	○
1	○	○	○	○	○	○	○
2	○	○	○	○	○	○	○
3	○	○	○	○	○	○	○
4	○	○	○	○	○	○	○
5	○	○	○	○	○	○	○
6	○	○	○	○	○	○	○
7	○	○	○	○	○	○	○
8	○	○	○	○	○	○	○
9	○	○	○	○	○	○	○
10	○	○	○	○	○	○	○
11	○	○	○	○	○	○	○
12	○	○	○	○	○	○	○
1	○	○	○	○	○	○	○
2	○	○	○	○	○	○	○
3	○	○	○	○	○	○	○
4	○	○	○	○	○	○	○
5	○	○	○	○	○	○	○

RATING	QUALITY						
😄	○	○	○	○	○	○	○
🙂	○	○	○	○	○	○	○
😐	○	○	○	○	○	○	○
🙁	○	○	○	○	○	○	○
😞	○	○	○	○	○	○	○

BEHAVIOUR

RATING	MON	TUE	WED	THU	FRI	SAT	SUN
WATER LEVEL							
FOOD LEVEL							
CAFFEINE LEVEL							
SPORT	☐	☐	☐	☐	☐	☐	☐
ALCOHOL	☐	☐	☐	☐	☐	☐	☐
NICOTINE	☐	☐	☐	☐	☐	☐	☐

DATE _____   WEEK _____

SLEEP CYCLE & QUALITY

TIME	INTERVAL						
6	o	o	o	o	o	o	o
7	o	o	o	o	o	o	o
8	o	o	o	o	o	o	o
9	o	o	o	o	o	o	o
10	o	o	o	o	o	o	o
11	o	o	o	o	o	o	o
12	o	o	o	o	o	o	o
1	o	o	o	o	o	o	o
2	o	o	o	o	o	o	o
3	o	o	o	o	o	o	o
4	o	o	o	o	o	o	o
5	o	o	o	o	o	o	o
6	o	o	o	o	o	o	o
7	o	o	o	o	o	o	o
8	o	o	o	o	o	o	o
9	o	o	o	o	o	o	o
10	o	o	o	o	o	o	o
11	o	o	o	o	o	o	o
12	o	o	o	o	o	o	o
1	o	o	o	o	o	o	o
2	o	o	o	o	o	o	o
3	o	o	o	o	o	o	o
4	o	o	o	o	o	o	o
5	o	o	o	o	o	o	o

RATING	QUALITY						
😄	o	o	o	o	o	o	o
🙂	o	o	o	o	o	o	o
😐	o	o	o	o	o	o	o
🙁	o	o	o	o	o	o	o
😣	o	o	o	o	o	o	o

BEHAVIOUR

RATING	MON	TUE	WED	THU	FRI	SAT	SUN
💧 WATER LEVEL							
🍎 FOOD LEVEL							
☕ CAFFEINE LEVEL							
🏅 SPORT	☐	☐	☐	☐	☐	☐	☐
🍾 ALCOHOL	☐	☐	☐	☐	☐	☐	☐
🚬 NICOTINE	☐	☐	☐	☐	☐	☐	☐

📅 DATE _____ 📅 WEEK _____

SLEEP CYCLE & QUALITY

TIME	INTERVAL						
6	○	○	○	○	○	○	○
7	○	○	○	○	○	○	○
8	○	○	○	○	○	○	○
9	○	○	○	○	○	○	○
10	○	○	○	○	○	○	○
11	○	○	○	○	○	○	○
12	○	○	○	○	○	○	○
1	○	○	○	○	○	○	○
2	○	○	○	○	○	○	○
3	○	○	○	○	○	○	○
4	○	○	○	○	○	○	○
5	○	○	○	○	○	○	○
6	○	○	○	○	○	○	○
7	○	○	○	○	○	○	○
8	○	○	○	○	○	○	○
9	○	○	○	○	○	○	○
10	○	○	○	○	○	○	○
11	○	○	○	○	○	○	○
12	○	○	○	○	○	○	○
1	○	○	○	○	○	○	○
2	○	○	○	○	○	○	○
3	○	○	○	○	○	○	○
4	○	○	○	○	○	○	○
5	○	○	○	○	○	○	○

RATING	QUALITY						
😄	○	○	○	○	○	○	○
🙂	○	○	○	○	○	○	○
😐	○	○	○	○	○	○	○
🙁	○	○	○	○	○	○	○
😣	○	○	○	○	○	○	○

BEHAVIOUR

RATING	MON	TUE	WED	THU	FRI	SAT	SUN
💧 WATER LEVEL	○○○○○	○○○○○	○○○○○	○○○○○	○○○○○	○○○○○	○○○○○
🍎 FOOD LEVEL	○○○○○	○○○○○	○○○○○	○○○○○	○○○○○	○○○○○	○○○○○
☕ CAFFEINE LEVEL	○○○○○	○○○○○	○○○○○	○○○○○	○○○○○	○○○○○	○○○○○
🏐 SPORT	☐	☐	☐	☐	☐	☐	☐
🍾 ALCOHOL	☐	☐	☐	☐	☐	☐	☐
🚬 NICOTINE	☐	☐	☐	☐	☐	☐	☐

📅 DATE _____   📅 WEEK _____

SLEEP CYCLE & QUALITY

TIME	INTERVAL						
6	○	○	○	○	○	○	○
7	○	○	○	○	○	○	○
8	○	○	○	○	○	○	○
9	○	○	○	○	○	○	○
10	○	○	○	○	○	○	○
11	○	○	○	○	○	○	○
12	○	○	○	○	○	○	○
1	○	○	○	○	○	○	○
2	○	○	○	○	○	○	○
3	○	○	○	○	○	○	○
4	○	○	○	○	○	○	○
5	○	○	○	○	○	○	○
6	○	○	○	○	○	○	○
7	○	○	○	○	○	○	○
8	○	○	○	○	○	○	○
9	○	○	○	○	○	○	○
10	○	○	○	○	○	○	○
11	○	○	○	○	○	○	○
12	○	○	○	○	○	○	○
1	○	○	○	○	○	○	○
2	○	○	○	○	○	○	○
3	○	○	○	○	○	○	○
4	○	○	○	○	○	○	○
5	○	○	○	○	○	○	○

RATING	QUALITY						
😄	○	○	○	○	○	○	○
🙂	○	○	○	○	○	○	○
😐	○	○	○	○	○	○	○
🙁	○	○	○	○	○	○	○
😞	○	○	○	○	○	○	○

BEHAVIOUR

RATING	MON	TUE	WED	THU	FRI	SAT	SUN
💧 WATER LEVEL							
🍎 FOOD LEVEL							
☕ CAFFEINE LEVEL							
🏀 SPORT	☐	☐	☐	☐	☐	☐	☐
🍾 ALCOHOL	☐	☐	☐	☐	☐	☐	☐
🚬 NICOTINE	☐	☐	☐	☐	☐	☐	☐

📅 DATE _____   📅 WEEK _____

SLEEP CYCLE & QUALITY

TIME	INTERVAL						
6	○	○	○	○	○	○	○
7	○	○	○	○	○	○	○
8	○	○	○	○	○	○	○
9	○	○	○	○	○	○	○
10	○	○	○	○	○	○	○
11	○	○	○	○	○	○	○
12	○	○	○	○	○	○	○
1	○	○	○	○	○	○	○
2	○	○	○	○	○	○	○
3	○	○	○	○	○	○	○
4	○	○	○	○	○	○	○
5	○	○	○	○	○	○	○
6	○	○	○	○	○	○	○
7	○	○	○	○	○	○	○
8	○	○	○	○	○	○	○
9	○	○	○	○	○	○	○
10	○	○	○	○	○	○	○
11	○	○	○	○	○	○	○
12	○	○	○	○	○	○	○
1	○	○	○	○	○	○	○
2	○	○	○	○	○	○	○
3	○	○	○	○	○	○	○
4	○	○	○	○	○	○	○
5	○	○	○	○	○	○	○

RATING	QUALITY						
😄	○	○	○	○	○	○	○
🙂	○	○	○	○	○	○	○
😐	○	○	○	○	○	○	○
🙁	○	○	○	○	○	○	○
😞	○	○	○	○	○	○	○

BEHAVIOUR

RATING	MON	TUE	WED	THU	FRI	SAT	SUN
💧 WATER LEVEL	○○○○	○○○○	○○○○	○○○○	○○○○	○○○○	○○○○
🍎 FOOD LEVEL	○○○○	○○○○	○○○○	○○○○	○○○○	○○○○	○○○○
☕ CAFFEINE LEVEL	○○○○	○○○○	○○○○	○○○○	○○○○	○○○○	○○○○
🏀 SPORT	☐	☐	☐	☐	☐	☐	☐
🍾 ALCOHOL	☐	☐	☐	☐	☐	☐	☐
🚬 NICOTINE	☐	☐	☐	☐	☐	☐	☐

DATE _____   WEEK _____

SLEEP CYCLE & QUALITY

TIME	INTERVAL						
6	○	○	○	○	○	○	○
7	○	○	○	○	○	○	○
8	○	○	○	○	○	○	○
9	○	○	○	○	○	○	○
10	○	○	○	○	○	○	○
11	○	○	○	○	○	○	○
12	○	○	○	○	○	○	○
1	○	○	○	○	○	○	○
2	○	○	○	○	○	○	○
3	○	○	○	○	○	○	○
4	○	○	○	○	○	○	○
5	○	○	○	○	○	○	○
6	○	○	○	○	○	○	○
7	○	○	○	○	○	○	○
8	○	○	○	○	○	○	○
9	○	○	○	○	○	○	○
10	○	○	○	○	○	○	○
11	○	○	○	○	○	○	○
12	○	○	○	○	○	○	○
1	○	○	○	○	○	○	○
2	○	○	○	○	○	○	○
3	○	○	○	○	○	○	○
4	○	○	○	○	○	○	○
5	○	○	○	○	○	○	○

RATING	QUALITY						
😃	○	○	○	○	○	○	○
🙂	○	○	○	○	○	○	○
😐	○	○	○	○	○	○	○
🙁	○	○	○	○	○	○	○
😣	○	○	○	○	○	○	○

BEHAVIOUR

RATING	MON	TUE	WED	THU	FRI	SAT	SUN
WATER LEVEL							
FOOD LEVEL							
CAFFEINE LEVEL							
SPORT	☐	☐	☐	☐	☐	☐	☐
ALCOHOL	☐	☐	☐	☐	☐	☐	☐
NICOTINE	☐	☐	☐	☐	☐	☐	☐

📅 DATE _____   📅 WEEK _____

SLEEP CYCLE & QUALITY

TIME	INTERVAL						
6	○	○	○	○	○	○	○
7	○	○	○	○	○	○	○
8	○	○	○	○	○	○	○
9	○	○	○	○	○	○	○
10	○	○	○	○	○	○	○
11	○	○	○	○	○	○	○
12	○	○	○	○	○	○	○
1	○	○	○	○	○	○	○
2	○	○	○	○	○	○	○
3	○	○	○	○	○	○	○
4	○	○	○	○	○	○	○
5	○	○	○	○	○	○	○
6	○	○	○	○	○	○	○
7	○	○	○	○	○	○	○
8	○	○	○	○	○	○	○
9	○	○	○	○	○	○	○
10	○	○	○	○	○	○	○
11	○	○	○	○	○	○	○
12	○	○	○	○	○	○	○
1	○	○	○	○	○	○	○
2	○	○	○	○	○	○	○
3	○	○	○	○	○	○	○
4	○	○	○	○	○	○	○
5	○	○	○	○	○	○	○

RATING	QUALITY						
😀	○	○	○	○	○	○	○
🙂	○	○	○	○	○	○	○
😐	○	○	○	○	○	○	○
🙁	○	○	○	○	○	○	○
😣	○	○	○	○	○	○	○

BEHAVIOUR

RATING	MON	TUE	WED	THU	FRI	SAT	SUN
💧 WATER LEVEL	○ ○ ○ ○ ○	○ ○ ○ ○ ○	○ ○ ○ ○ ○	○ ○ ○ ○ ○	○ ○ ○ ○ ○	○ ○ ○ ○ ○	○ ○ ○ ○ ○
🍎 FOOD LEVEL	○ ○ ○ ○ ○	○ ○ ○ ○ ○	○ ○ ○ ○ ○	○ ○ ○ ○ ○	○ ○ ○ ○ ○	○ ○ ○ ○ ○	○ ○ ○ ○ ○
☕ CAFFEINE LEVEL	○ ○ ○ ○ ○	○ ○ ○ ○ ○	○ ○ ○ ○ ○	○ ○ ○ ○ ○	○ ○ ○ ○ ○	○ ○ ○ ○ ○	○ ○ ○ ○ ○
🏐 SPORT	☐	☐	☐	☐	☐	☐	☐
🍾 ALCOHOL	☐	☐	☐	☐	☐	☐	☐
🚬 NICOTINE	☐	☐	☐	☐	☐	☐	☐

📅 DATE _____   📅 WEEK _____

SLEEP CYCLE & QUALITY

TIME	INTERVAL						
6	○	○	○	○	○	○	○
7	○	○	○	○	○	○	○
8	○	○	○	○	○	○	○
9	○	○	○	○	○	○	○
10	○	○	○	○	○	○	○
11	○	○	○	○	○	○	○
12	○	○	○	○	○	○	○
1	○	○	○	○	○	○	○
2	○	○	○	○	○	○	○
3	○	○	○	○	○	○	○
4	○	○	○	○	○	○	○
5	○	○	○	○	○	○	○
6	○	○	○	○	○	○	○
7	○	○	○	○	○	○	○
8	○	○	○	○	○	○	○
9	○	○	○	○	○	○	○
10	○	○	○	○	○	○	○
11	○	○	○	○	○	○	○
12	○	○	○	○	○	○	○
1	○	○	○	○	○	○	○
2	○	○	○	○	○	○	○
3	○	○	○	○	○	○	○
4	○	○	○	○	○	○	○
5	○	○	○	○	○	○	○

RATING	QUALITY						
😃	○	○	○	○	○	○	○
🙂	○	○	○	○	○	○	○
😐	○	○	○	○	○	○	○
🙁	○	○	○	○	○	○	○
😣	○	○	○	○	○	○	○

BEHAVIOUR

RATING	MON	TUE	WED	THU	FRI	SAT	SUN
💧 WATER LEVEL							
🍎 FOOD LEVEL							
☕ CAFFEINE LEVEL							
🏀 SPORT	☐	☐	☐	☐	☐	☐	☐
🍾 ALCOHOL	☐	☐	☐	☐	☐	☐	☐
🚬 NICOTINE	☐	☐	☐	☐	☐	☐	☐

📅 DATE _____   📅 WEEK _____

SLEEP CYCLE & QUALITY

TIME	INTERVAL						
6	○	○	○	○	○	○	○
7	○	○	○	○	○	○	○
8	○	○	○	○	○	○	○
9	○	○	○	○	○	○	○
10	○	○	○	○	○	○	○
11	○	○	○	○	○	○	○
12	○	○	○	○	○	○	○
1	○	○	○	○	○	○	○
2	○	○	○	○	○	○	○
3	○	○	○	○	○	○	○
4	○	○	○	○	○	○	○
5	○	○	○	○	○	○	○
6	○	○	○	○	○	○	○
7	○	○	○	○	○	○	○
8	○	○	○	○	○	○	○
9	○	○	○	○	○	○	○
10	○	○	○	○	○	○	○
11	○	○	○	○	○	○	○
12	○	○	○	○	○	○	○
1	○	○	○	○	○	○	○
2	○	○	○	○	○	○	○
3	○	○	○	○	○	○	○
4	○	○	○	○	○	○	○
5	○	○	○	○	○	○	○

RATING	QUALITY						
😄	○	○	○	○	○	○	○
🙂	○	○	○	○	○	○	○
😐	○	○	○	○	○	○	○
🙁	○	○	○	○	○	○	○
😣	○	○	○	○	○	○	○

BEHAVIOUR

RATING	MON	TUE	WED	THU	FRI	SAT	SUN
💧 WATER LEVEL	○○○○	○○○○	○○○○	○○○○	○○○○	○○○○	○○○○
🍎 FOOD LEVEL	○○○○	○○○○	○○○○	○○○○	○○○○	○○○○	○○○○
☕ CAFFEINE LEVEL	○○○○	○○○○	○○○○	○○○○	○○○○	○○○○	○○○○
🏀 SPORT	☐	☐	☐	☐	☐	☐	☐
🍾 ALCOHOL	☐	☐	☐	☐	☐	☐	☐
🚬 NICOTINE	☐	☐	☐	☐	☐	☐	☐

📅 DATE _____   📅 WEEK _____

SLEEP CYCLE & QUALITY

TIME	INTERVAL						
6	○	○	○	○	○	○	○
7	○	○	○	○	○	○	○
8	○	○	○	○	○	○	○
9	○	○	○	○	○	○	○
10	○	○	○	○	○	○	○
11	○	○	○	○	○	○	○
12	○	○	○	○	○	○	○
1	○	○	○	○	○	○	○
2	○	○	○	○	○	○	○
3	○	○	○	○	○	○	○
4	○	○	○	○	○	○	○
5	○	○	○	○	○	○	○
6	○	○	○	○	○	○	○
7	○	○	○	○	○	○	○
8	○	○	○	○	○	○	○
9	○	○	○	○	○	○	○
10	○	○	○	○	○	○	○
11	○	○	○	○	○	○	○
12	○	○	○	○	○	○	○
1	○	○	○	○	○	○	○
2	○	○	○	○	○	○	○
3	○	○	○	○	○	○	○
4	○	○	○	○	○	○	○
5	○	○	○	○	○	○	○

RATING	QUALITY						
😃	○	○	○	○	○	○	○
🙂	○	○	○	○	○	○	○
😐	○	○	○	○	○	○	○
🙁	○	○	○	○	○	○	○
😣	○	○	○	○	○	○	○

BEHAVIOUR

RATING	MON	TUE	WED	THU	FRI	SAT	SUN
💧 WATER LEVEL							
🍎 FOOD LEVEL							
☕ CAFFEINE LEVEL							
🥗 SPORT	☐	☐	☐	☐	☐	☐	☐
🍾 ALCOHOL	☐	☐	☐	☐	☐	☐	☐
🚬 NICOTINE	☐	☐	☐	☐	☐	☐	☐

📅 DATE _____   📅 WEEK _____

SLEEP CYCLE & QUALITY

TIME	INTERVAL						
6	○	○	○	○	○	○	○
7	○	○	○	○	○	○	○
8	○	○	○	○	○	○	○
9	○	○	○	○	○	○	○
10	○	○	○	○	○	○	○
11	○	○	○	○	○	○	○
12	○	○	○	○	○	○	○
1	○	○	○	○	○	○	○
2	○	○	○	○	○	○	○
3	○	○	○	○	○	○	○
4	○	○	○	○	○	○	○
5	○	○	○	○	○	○	○
6	○	○	○	○	○	○	○
7	○	○	○	○	○	○	○
8	○	○	○	○	○	○	○
9	○	○	○	○	○	○	○
10	○	○	○	○	○	○	○
11	○	○	○	○	○	○	○
12	○	○	○	○	○	○	○
1	○	○	○	○	○	○	○
2	○	○	○	○	○	○	○
3	○	○	○	○	○	○	○
4	○	○	○	○	○	○	○
5	○	○	○	○	○	○	○

RATING	QUALITY						
😄	○	○	○	○	○	○	○
🙂	○	○	○	○	○	○	○
😐	○	○	○	○	○	○	○
🙁	○	○	○	○	○	○	○
😣	○	○	○	○	○	○	○

BEHAVIOUR

RATING	MON	TUE	WED	THU	FRI	SAT	SUN
💧 WATER LEVEL							
🍎 FOOD LEVEL							
☕ CAFFEINE LEVEL							
🏀 SPORT	☐	☐	☐	☐	☐	☐	☐
🍾 ALCOHOL	☐	☐	☐	☐	☐	☐	☐
🚬 NICOTINE	☐	☐	☐	☐	☐	☐	☐

DATE _____   WEEK _____

SLEEP CYCLE & QUALITY

TIME	INTERVAL						
6	○	○	○	○	○	○	○
7	○	○	○	○	○	○	○
8	○	○	○	○	○	○	○
9	○	○	○	○	○	○	○
10	○	○	○	○	○	○	○
11	○	○	○	○	○	○	○
12	○	○	○	○	○	○	○
1	○	○	○	○	○	○	○
2	○	○	○	○	○	○	○
3	○	○	○	○	○	○	○
4	○	○	○	○	○	○	○
5	○	○	○	○	○	○	○
6	○	○	○	○	○	○	○
7	○	○	○	○	○	○	○
8	○	○	○	○	○	○	○
9	○	○	○	○	○	○	○
10	○	○	○	○	○	○	○
11	○	○	○	○	○	○	○
12	○	○	○	○	○	○	○
1	○	○	○	○	○	○	○
2	○	○	○	○	○	○	○
3	○	○	○	○	○	○	○
4	○	○	○	○	○	○	○
5	○	○	○	○	○	○	○

RATING	QUALITY						
😃	○	○	○	○	○	○	○
🙂	○	○	○	○	○	○	○
😐	○	○	○	○	○	○	○
🙁	○	○	○	○	○	○	○
😣	○	○	○	○	○	○	○

BEHAVIOUR

RATING	MON	TUE	WED	THU	FRI	SAT	SUN
💧 WATER LEVEL							
🍎 FOOD LEVEL							
☕ CAFFEINE LEVEL							
🏐 SPORT	☐	☐	☐	☐	☐	☐	☐
🍾 ALCOHOL	☐	☐	☐	☐	☐	☐	☐
🚬 NICOTINE	☐	☐	☐	☐	☐	☐	☐

DATE _____   WEEK _____

SLEEP CYCLE & QUALITY

TIME	INTERVAL						
6	○	○	○	○	○	○	○
7	○	○	○	○	○	○	○
8	○	○	○	○	○	○	○
9	○	○	○	○	○	○	○
10	○	○	○	○	○	○	○
11	○	○	○	○	○	○	○
12	○	○	○	○	○	○	○
1	○	○	○	○	○	○	○
2	○	○	○	○	○	○	○
3	○	○	○	○	○	○	○
4	○	○	○	○	○	○	○
5	○	○	○	○	○	○	○
6	○	○	○	○	○	○	○
7	○	○	○	○	○	○	○
8	○	○	○	○	○	○	○
9	○	○	○	○	○	○	○
10	○	○	○	○	○	○	○
11	○	○	○	○	○	○	○
12	○	○	○	○	○	○	○
1	○	○	○	○	○	○	○
2	○	○	○	○	○	○	○
3	○	○	○	○	○	○	○
4	○	○	○	○	○	○	○
5	○	○	○	○	○	○	○

RATING	QUALITY						
😃	○	○	○	○	○	○	○
🙂	○	○	○	○	○	○	○
😐	○	○	○	○	○	○	○
🙁	○	○	○	○	○	○	○
😣	○	○	○	○	○	○	○

BEHAVIOUR

RATING	MON	TUE	WED	THU	FRI	SAT	SUN
WATER LEVEL							
FOOD LEVEL							
CAFFEINE LEVEL							
SPORT	☐	☐	☐	☐	☐	☐	☐
ALCOHOL	☐	☐	☐	☐	☐	☐	☐
NICOTINE	☐	☐	☐	☐	☐	☐	☐

📅 DATE _____   📅 WEEK _____

SLEEP CYCLE & QUALITY

TIME	INTERVAL						
6	o	o	o	o	o	o	o
7	o	o	o	o	o	o	o
8	o	o	o	o	o	o	o
9	o	o	o	o	o	o	o
10	o	o	o	o	o	o	o
11	o	o	o	o	o	o	o
12	o	o	o	o	o	o	o
1	o	o	o	o	o	o	o
2	o	o	o	o	o	o	o
3	o	o	o	o	o	o	o
4	o	o	o	o	o	o	o
5	o	o	o	o	o	o	o
6	o	o	o	o	o	o	o
7	o	o	o	o	o	o	o
8	o	o	o	o	o	o	o
9	o	o	o	o	o	o	o
10	o	o	o	o	o	o	o
11	o	o	o	o	o	o	o
12	o	o	o	o	o	o	o
1	o	o	o	o	o	o	o
2	o	o	o	o	o	o	o
3	o	o	o	o	o	o	o
4	o	o	o	o	o	o	o
5	o	o	o	o	o	o	o

RATING	QUALITY						
😃	o	o	o	o	o	o	o
🙂	o	o	o	o	o	o	o
😐	o	o	o	o	o	o	o
🙁	o	o	o	o	o	o	o
😣	o	o	o	o	o	o	o

BEHAVIOUR

RATING	MON	TUE	WED	THU	FRI	SAT	SUN
💧 WATER LEVEL							
🍎 FOOD LEVEL							
☕ CAFFEINE LEVEL							
🏀 SPORT	☐	☐	☐	☐	☐	☐	☐
🍾 ALCOHOL	☐	☐	☐	☐	☐	☐	☐
🚬 NICOTINE	☐	☐	☐	☐	☐	☐	☐

📅 DATE _____ 📅 WEEK _____

SLEEP CYCLE & QUALITY

TIME	INTERVAL						
6	○	○	○	○	○	○	○
7	○	○	○	○	○	○	○
8	○	○	○	○	○	○	○
9	○	○	○	○	○	○	○
10	○	○	○	○	○	○	○
11	○	○	○	○	○	○	○
12	○	○	○	○	○	○	○
1	○	○	○	○	○	○	○
2	○	○	○	○	○	○	○
3	○	○	○	○	○	○	○
4	○	○	○	○	○	○	○
5	○	○	○	○	○	○	○
6	○	○	○	○	○	○	○
7	○	○	○	○	○	○	○
8	○	○	○	○	○	○	○
9	○	○	○	○	○	○	○
10	○	○	○	○	○	○	○
11	○	○	○	○	○	○	○
12	○	○	○	○	○	○	○
1	○	○	○	○	○	○	○
2	○	○	○	○	○	○	○
3	○	○	○	○	○	○	○
4	○	○	○	○	○	○	○
5	○	○	○	○	○	○	○

RATING	QUALITY						
😄	○	○	○	○	○	○	○
🙂	○	○	○	○	○	○	○
😐	○	○	○	○	○	○	○
🙁	○	○	○	○	○	○	○
😣	○	○	○	○	○	○	○

BEHAVIOUR

RATING	MON	TUE	WED	THU	FRI	SAT	SUN
💧 WATER LEVEL	○ ○ ○ ○	○ ○ ○ ○	○ ○ ○ ○	○ ○ ○ ○	○ ○ ○ ○	○ ○ ○ ○	○ ○ ○ ○
🍎 FOOD LEVEL	○ ○ ○ ○	○ ○ ○ ○	○ ○ ○ ○	○ ○ ○ ○	○ ○ ○ ○	○ ○ ○ ○	○ ○ ○ ○
☕ CAFFEINE LEVEL	○ ○ ○ ○	○ ○ ○ ○	○ ○ ○ ○	○ ○ ○ ○	○ ○ ○ ○	○ ○ ○ ○	○ ○ ○ ○
🏀 SPORT	☐	☐	☐	☐	☐	☐	☐
🍾 ALCOHOL	☐	☐	☐	☐	☐	☐	☐
🚬 NICOTINE	☐	☐	☐	☐	☐	☐	☐

📅 DATE _____ 📅 WEEK _____

SLEEP CYCLE & QUALITY

TIME	INTERVAL						
6	○	○	○	○	○	○	○
7	○	○	○	○	○	○	○
8	○	○	○	○	○	○	○
9	○	○	○	○	○	○	○
10	○	○	○	○	○	○	○
11	○	○	○	○	○	○	○
12	○	○	○	○	○	○	○
1	○	○	○	○	○	○	○
2	○	○	○	○	○	○	○
3	○	○	○	○	○	○	○
4	○	○	○	○	○	○	○
5	○	○	○	○	○	○	○
6	○	○	○	○	○	○	○
7	○	○	○	○	○	○	○
8	○	○	○	○	○	○	○
9	○	○	○	○	○	○	○
10	○	○	○	○	○	○	○
11	○	○	○	○	○	○	○
12	○	○	○	○	○	○	○
1	○	○	○	○	○	○	○
2	○	○	○	○	○	○	○
3	○	○	○	○	○	○	○
4	○	○	○	○	○	○	○
5	○	○	○	○	○	○	○

RATING	QUALITY						
😃	○	○	○	○	○	○	○
🙂	○	○	○	○	○	○	○
😐	○	○	○	○	○	○	○
🙁	○	○	○	○	○	○	○
😣	○	○	○	○	○	○	○

BEHAVIOUR

RATING	MON	TUE	WED	THU	FRI	SAT	SUN
💧 WATER LEVEL							
🍎 FOOD LEVEL							
☕ CAFFEINE LEVEL							
🥗 SPORT	☐	☐	☐	☐	☐	☐	☐
🍾 ALCOHOL	☐	☐	☐	☐	☐	☐	☐
🚬 NICOTINE	☐	☐	☐	☐	☐	☐	☐

DATE _____   WEEK _____

SLEEP CYCLE & QUALITY

TIME	INTERVAL						
6	○	○	○	○	○	○	○
7	○	○	○	○	○	○	○
8	○	○	○	○	○	○	○
9	○	○	○	○	○	○	○
10	○	○	○	○	○	○	○
11	○	○	○	○	○	○	○
12	○	○	○	○	○	○	○
1	○	○	○	○	○	○	○
2	○	○	○	○	○	○	○
3	○	○	○	○	○	○	○
4	○	○	○	○	○	○	○
5	○	○	○	○	○	○	○
6	○	○	○	○	○	○	○
7	○	○	○	○	○	○	○
8	○	○	○	○	○	○	○
9	○	○	○	○	○	○	○
10	○	○	○	○	○	○	○
11	○	○	○	○	○	○	○
12	○	○	○	○	○	○	○
1	○	○	○	○	○	○	○
2	○	○	○	○	○	○	○
3	○	○	○	○	○	○	○
4	○	○	○	○	○	○	○
5	○	○	○	○	○	○	○

RATING	QUALITY						
😄	○	○	○	○	○	○	○
🙂	○	○	○	○	○	○	○
😐	○	○	○	○	○	○	○
🙁	○	○	○	○	○	○	○
😞	○	○	○	○	○	○	○

BEHAVIOUR

RATING	MON	TUE	WED	THU	FRI	SAT	SUN
WATER LEVEL							
FOOD LEVEL							
CAFFEINE LEVEL							
SPORT	☐	☐	☐	☐	☐	☐	☐
ALCOHOL	☐	☐	☐	☐	☐	☐	☐
NICOTINE	☐	☐	☐	☐	☐	☐	☐

📅 DATE _____   📅 WEEK _____

SLEEP CYCLE & QUALITY

TIME	INTERVAL						
6	○	○	○	○	○	○	○
7	○	○	○	○	○	○	○
8	○	○	○	○	○	○	○
9	○	○	○	○	○	○	○
10	○	○	○	○	○	○	○
11	○	○	○	○	○	○	○
12	○	○	○	○	○	○	○
1	○	○	○	○	○	○	○
2	○	○	○	○	○	○	○
3	○	○	○	○	○	○	○
4	○	○	○	○	○	○	○
5	○	○	○	○	○	○	○
6	○	○	○	○	○	○	○
7	○	○	○	○	○	○	○
8	○	○	○	○	○	○	○
9	○	○	○	○	○	○	○
10	○	○	○	○	○	○	○
11	○	○	○	○	○	○	○
12	○	○	○	○	○	○	○
1	○	○	○	○	○	○	○
2	○	○	○	○	○	○	○
3	○	○	○	○	○	○	○
4	○	○	○	○	○	○	○
5	○	○	○	○	○	○	○

RATING	QUALITY						
😄	○	○	○	○	○	○	○
🙂	○	○	○	○	○	○	○
😐	○	○	○	○	○	○	○
🙁	○	○	○	○	○	○	○
😣	○	○	○	○	○	○	○

BEHAVIOUR

RATING	MON	TUE	WED	THU	FRI	SAT	SUN
💧 WATER LEVEL							
🍎 FOOD LEVEL							
☕ CAFFEINE LEVEL							
🏀 SPORT	☐	☐	☐	☐	☐	☐	☐
🍾 ALCOHOL	☐	☐	☐	☐	☐	☐	☐
🚬 NICOTINE	☐	☐	☐	☐	☐	☐	☐

DATE _____   WEEK _____

SLEEP CYCLE & QUALITY

TIME	INTERVAL						
6	○	○	○	○	○	○	○
7	○	○	○	○	○	○	○
8	○	○	○	○	○	○	○
9	○	○	○	○	○	○	○
10	○	○	○	○	○	○	○
11	○	○	○	○	○	○	○
12	○	○	○	○	○	○	○
1	○	○	○	○	○	○	○
2	○	○	○	○	○	○	○
3	○	○	○	○	○	○	○
4	○	○	○	○	○	○	○
5	○	○	○	○	○	○	○
6	○	○	○	○	○	○	○
7	○	○	○	○	○	○	○
8	○	○	○	○	○	○	○
9	○	○	○	○	○	○	○
10	○	○	○	○	○	○	○
11	○	○	○	○	○	○	○
12	○	○	○	○	○	○	○
1	○	○	○	○	○	○	○
2	○	○	○	○	○	○	○
3	○	○	○	○	○	○	○
4	○	○	○	○	○	○	○
5	○	○	○	○	○	○	○

RATING	QUALITY						
😀	○	○	○	○	○	○	○
🙂	○	○	○	○	○	○	○
😐	○	○	○	○	○	○	○
🙁	○	○	○	○	○	○	○
😣	○	○	○	○	○	○	○

BEHAVIOUR

RATING	MON	TUE	WED	THU	FRI	SAT	SUN
WATER LEVEL							
FOOD LEVEL							
CAFFEINE LEVEL							
SPORT	☐	☐	☐	☐	☐	☐	☐
ALCOHOL	☐	☐	☐	☐	☐	☐	☐
NICOTINE	☐	☐	☐	☐	☐	☐	☐

DATE _____   WEEK _____

SLEEP CYCLE & QUALITY

TIME	INTERVAL						
6	○	○	○	○	○	○	○
7	○	○	○	○	○	○	○
8	○	○	○	○	○	○	○
9	○	○	○	○	○	○	○
10	○	○	○	○	○	○	○
11	○	○	○	○	○	○	○
12	○	○	○	○	○	○	○
1	○	○	○	○	○	○	○
2	○	○	○	○	○	○	○
3	○	○	○	○	○	○	○
4	○	○	○	○	○	○	○
5	○	○	○	○	○	○	○
6	○	○	○	○	○	○	○
7	○	○	○	○	○	○	○
8	○	○	○	○	○	○	○
9	○	○	○	○	○	○	○
10	○	○	○	○	○	○	○
11	○	○	○	○	○	○	○
12	○	○	○	○	○	○	○
1	○	○	○	○	○	○	○
2	○	○	○	○	○	○	○
3	○	○	○	○	○	○	○
4	○	○	○	○	○	○	○
5	○	○	○	○	○	○	○

RATING	QUALITY						
😄	○	○	○	○	○	○	○
🙂	○	○	○	○	○	○	○
😐	○	○	○	○	○	○	○
🙁	○	○	○	○	○	○	○
☹	○	○	○	○	○	○	○

BEHAVIOUR

RATING	MON	TUE	WED	THU	FRI	SAT	SUN
WATER LEVEL							
FOOD LEVEL							
CAFFEINE LEVEL							
SPORT	☐	☐	☐	☐	☐	☐	☐
ALCOHOL	☐	☐	☐	☐	☐	☐	☐
NICOTINE	☐	☐	☐	☐	☐	☐	☐

📅 DATE _____ 📅 WEEK _____

SLEEP CYCLE & QUALITY

TIME	INTERVAL						
6	○	○	○	○	○	○	○
7	○	○	○	○	○	○	○
8	○	○	○	○	○	○	○
9	○	○	○	○	○	○	○
10	○	○	○	○	○	○	○
11	○	○	○	○	○	○	○
12	○	○	○	○	○	○	○
1	○	○	○	○	○	○	○
2	○	○	○	○	○	○	○
3	○	○	○	○	○	○	○
4	○	○	○	○	○	○	○
5	○	○	○	○	○	○	○
6	○	○	○	○	○	○	○
7	○	○	○	○	○	○	○
8	○	○	○	○	○	○	○
9	○	○	○	○	○	○	○
10	○	○	○	○	○	○	○
11	○	○	○	○	○	○	○
12	○	○	○	○	○	○	○
1	○	○	○	○	○	○	○
2	○	○	○	○	○	○	○
3	○	○	○	○	○	○	○
4	○	○	○	○	○	○	○
5	○	○	○	○	○	○	○

RATING	QUALITY						
😄	○	○	○	○	○	○	○
🙂	○	○	○	○	○	○	○
😐	○	○	○	○	○	○	○
🙁	○	○	○	○	○	○	○
😣	○	○	○	○	○	○	○

BEHAVIOUR

RATING	MON	TUE	WED	THU	FRI	SAT	SUN
💧 WATER LEVEL							
🍎 FOOD LEVEL							
☕ CAFFEINE LEVEL							
🏀 SPORT	☐	☐	☐	☐	☐	☐	☐
🍾 ALCOHOL	☐	☐	☐	☐	☐	☐	☐
🚬 NICOTINE	☐	☐	☐	☐	☐	☐	☐

DATE _____   WEEK _____

SLEEP CYCLE & QUALITY

TIME	INTERVAL						
6	o	o	o	o	o	o	o
7	o	o	o	o	o	o	o
8	o	o	o	o	o	o	o
9	o	o	o	o	o	o	o
10	o	o	o	o	o	o	o
11	o	o	o	o	o	o	o
12	o	o	o	o	o	o	o
1	o	o	o	o	o	o	o
2	o	o	o	o	o	o	o
3	o	o	o	o	o	o	o
4	o	o	o	o	o	o	o
5	o	o	o	o	o	o	o
6	o	o	o	o	o	o	o
7	o	o	o	o	o	o	o
8	o	o	o	o	o	o	o
9	o	o	o	o	o	o	o
10	o	o	o	o	o	o	o
11	o	o	o	o	o	o	o
12	o	o	o	o	o	o	o
1	o	o	o	o	o	o	o
2	o	o	o	o	o	o	o
3	o	o	o	o	o	o	o
4	o	o	o	o	o	o	o
5	o	o	o	o	o	o	o

RATING	QUALITY						
😄	o	o	o	o	o	o	o
🙂	o	o	o	o	o	o	o
😐	o	o	o	o	o	o	o
🙁	o	o	o	o	o	o	o
😣	o	o	o	o	o	o	o

BEHAVIOUR

RATING	MON	TUE	WED	THU	FRI	SAT	SUN
WATER LEVEL							
FOOD LEVEL							
CAFFEINE LEVEL							
SPORT	☐	☐	☐	☐	☐	☐	☐
ALCOHOL	☐	☐	☐	☐	☐	☐	☐
NICOTINE	☐	☐	☐	☐	☐	☐	☐

📅 DATE _____   📅 WEEK _____

SLEEP CYCLE & QUALITY

TIME	INTERVAL						
6	○	○	○	○	○	○	○
7	○	○	○	○	○	○	○
8	○	○	○	○	○	○	○
9	○	○	○	○	○	○	○
10	○	○	○	○	○	○	○
11	○	○	○	○	○	○	○
12	○	○	○	○	○	○	○
1	○	○	○	○	○	○	○
2	○	○	○	○	○	○	○
3	○	○	○	○	○	○	○
4	○	○	○	○	○	○	○
5	○	○	○	○	○	○	○
6	○	○	○	○	○	○	○
7	○	○	○	○	○	○	○
8	○	○	○	○	○	○	○
9	○	○	○	○	○	○	○
10	○	○	○	○	○	○	○
11	○	○	○	○	○	○	○
12	○	○	○	○	○	○	○
1	○	○	○	○	○	○	○
2	○	○	○	○	○	○	○
3	○	○	○	○	○	○	○
4	○	○	○	○	○	○	○
5	●	○	○	○	○	○	○

RATING	QUALITY						
😄	○	○	○	○	○	○	○
🙂	○	○	○	○	○	○	○
😐	○	○	○	○	○	○	○
🙁	○	○	○	○	○	○	○
😞	○	○	○	○	○	○	○

BEHAVIOUR

RATING	MON	TUE	WED	THU	FRI	SAT	SUN
💧 WATER LEVEL							
🍎 FOOD LEVEL							
☕ CAFFEINE LEVEL							
🏀 SPORT	☐	☐	☐	☐	☐	☐	☐
🍾 ALCOHOL	☐	☐	☐	☐	☐	☐	☐
🚬 NICOTINE	☐	☐	☐	☐	☐	☐	☐

📅 DATE _____   📅 WEEK _____

SLEEP CYCLE & QUALITY

TIME	INTERVAL						
6	○	○	○	○	○	○	○
7	○	○	○	○	○	○	○
8	○	○	○	○	○	○	○
9	○	○	○	○	○	○	○
10	○	○	○	○	○	○	○
11	○	○	○	○	○	○	○
12	○	○	○	○	○	○	○
1	○	○	○	○	○	○	○
2	○	○	○	○	○	○	○
3	○	○	○	○	○	○	○
4	○	○	○	○	○	○	○
5	○	○	○	○	○	○	○
6	○	○	○	○	○	○	○
7	○	○	○	○	○	○	○
8	○	○	○	○	○	○	○
9	○	○	○	○	○	○	○
10	○	○	○	○	○	○	○
11	○	○	○	○	○	○	○
12	○	○	○	○	○	○	○
1	○	○	○	○	○	○	○
2	○	○	○	○	○	○	○
3	○	○	○	○	○	○	○
4	○	○	○	○	○	○	○
5	○	○	○	○	○	○	○

RATING	QUALITY						
😄	○	○	○	○	○	○	○
🙂	○	○	○	○	○	○	○
😐	○	○	○	○	○	○	○
🙁	○	○	○	○	○	○	○
😣	○	○	○	○	○	○	○

BEHAVIOUR

RATING	MON	TUE	WED	THU	FRI	SAT	SUN
💧 WATER LEVEL							
🍎 FOOD LEVEL							
☕ CAFFEINE LEVEL							
🏅 SPORT	☐	☐	☐	☐	☐	☐	☐
🍾 ALCOHOL	☐	☐	☐	☐	☐	☐	☐
🚬 NICOTINE	☐	☐	☐	☐	☐	☐	☐

📅 DATE _____   📅 WEEK _____

SLEEP CYCLE & QUALITY

TIME	INTERVAL						
6	○	○	○	○	○	○	○
7	○	○	○	○	○	○	○
8	○	○	○	○	○	○	○
9	○	○	○	○	○	○	○
10	○	○	○	○	○	○	○
11	○	○	○	○	○	○	○
12	○	○	○	○	○	○	○
1	○	○	○	○	○	○	○
2	○	○	○	○	○	○	○
3	○	○	○	○	○	○	○
4	○	○	○	○	○	○	○
5	○	○	○	○	○	○	○
6	○	○	○	○	○	○	○
7	○	○	○	○	○	○	○
8	○	○	○	○	○	○	○
9	○	○	○	○	○	○	○
10	○	○	○	○	○	○	○
11	○	○	○	○	○	○	○
12	○	○	○	○	○	○	○
1	○	○	○	○	○	○	○
2	○	○	○	○	○	○	○
3	○	○	○	○	○	○	○
4	○	○	○	○	○	○	○
5	○	○	○	○	○	○	○

RATING	QUALITY						
😃	○	○	○	○	○	○	○
🙂	○	○	○	○	○	○	○
😐	○	○	○	○	○	○	○
🙁	○	○	○	○	○	○	○
😣	○	○	○	○	○	○	○

BEHAVIOUR

RATING	MON	TUE	WED	THU	FRI	SAT	SUN
💧 WATER LEVEL							
🍎 FOOD LEVEL							
☕ CAFFEINE LEVEL							
🏀 SPORT	☐	☐	☐	☐	☐	☐	☐
🍾 ALCOHOL	☐	☐	☐	☐	☐	☐	☐
🚬 NICOTINE	☐	☐	☐	☐	☐	☐	☐

📅 DATE _____   📅 WEEK _____

SLEEP CYCLE & QUALITY

TIME	INTERVAL						
6	○	○	○	○	○	○	○
7	○	○	○	○	○	○	○
8	○	○	○	○	○	○	○
9	○	○	○	○	○	○	○
10	○	○	○	○	○	○	○
11	○	○	○	○	○	○	○
12	○	○	○	○	○	○	○
1	○	○	○	○	○	○	○
2	○	○	○	○	○	○	○
3	○	○	○	○	○	○	○
4	○	○	○	○	○	○	○
5	○	○	○	○	○	○	○
6	○	○	○	○	○	○	○
7	○	○	○	○	○	○	○
8	○	○	○	○	○	○	○
9	○	○	○	○	○	○	○
10	○	○	○	○	○	○	○
11	○	○	○	○	○	○	○
12	○	○	○	○	○	○	○
1	○	○	○	○	○	○	○
2	○	○	○	○	○	○	○
3	○	○	○	○	○	○	○
4	○	○	○	○	○	○	○
5	○	○	○	○	○	○	○

RATING	QUALITY						
😄	○	○	○	○	○	○	○
🙂	○	○	○	○	○	○	○
😐	○	○	○	○	○	○	○
🙁	○	○	○	○	○	○	○
😣	○	○	○	○	○	○	○

BEHAVIOUR

RATING	MON	TUE	WED	THU	FRI	SAT	SUN
💧 WATER LEVEL							
🍎 FOOD LEVEL							
☕ CAFFEINE LEVEL							
🏀 SPORT	☐	☐	☐	☐	☐	☐	☐
🍾 ALCOHOL	☐	☐	☐	☐	☐	☐	☐
🚬 NICOTINE	☐	☐	☐	☐	☐	☐	☐

📅 DATE _____   📅 WEEK _____

SLEEP CYCLE & QUALITY

TIME	INTERVAL						
6	○	○	○	○	○	○	○
7	○	○	○	○	○	○	○
8	○	○	○	○	○	○	○
9	○	○	○	○	○	○	○
10	○	○	○	○	○	○	○
11	○	○	○	○	○	○	○
12	○	○	○	○	○	○	○
1	○	○	○	○	○	○	○
2	○	○	○	○	○	○	○
3	○	○	○	○	○	○	○
4	○	○	○	○	○	○	○
5	○	○	○	○	○	○	○
6	○	○	○	○	○	○	○
7	○	○	○	○	○	○	○
8	○	○	○	○	○	○	○
9	○	○	○	○	○	○	○
10	○	○	○	○	○	○	○
11	○	○	○	○	○	○	○
12	○	○	○	○	○	○	○
1	○	○	○	○	○	○	○
2	○	○	○	○	○	○	○
3	○	○	○	○	○	○	○
4	○	○	○	○	○	○	○
5	○	○	○	○	○	○	○

RATING	QUALITY						
😀	○	○	○	○	○	○	○
🙂	○	○	○	○	○	○	○
😐	○	○	○	○	○	○	○
🙁	○	○	○	○	○	○	○
😣	○	○	○	○	○	○	○

BEHAVIOUR

RATING	MON	TUE	WED	THU	FRI	SAT	SUN
💧 WATER LEVEL							
🍎 FOOD LEVEL							
☕ CAFFEINE LEVEL							
🏐 SPORT	☐	☐	☐	☐	☐	☐	☐
🍾 ALCOHOL	☐	☐	☐	☐	☐	☐	☐
🚬 NICOTINE	☐	☐	☐	☐	☐	☐	☐

📅 DATE _____   📅 WEEK _____

SLEEP CYCLE & QUALITY

TIME	INTERVAL						
6	○	○	○	○	○	○	○
7	○	○	○	○	○	○	○
8	○	○	○	○	○	○	○
9	○	○	○	○	○	○	○
10	○	○	○	○	○	○	○
11	○	○	○	○	○	○	○
12	○	○	○	○	○	○	○
1	○	○	○	○	○	○	○
2	○	○	○	○	○	○	○
3	○	○	○	○	○	○	○
4	○	○	○	○	○	○	○
5	○	○	○	○	○	○	○
6	○	○	○	○	○	○	○
7	○	○	○	○	○	○	○
8	○	○	○	○	○	○	○
9	○	○	○	○	○	○	○
10	○	○	○	○	○	○	○
11	○	○	○	○	○	○	○
12	○	○	○	○	○	○	○
1	○	○	○	○	○	○	○
2	○	○	○	○	○	○	○
3	○	○	○	○	○	○	○
4	○	○	○	○	○	○	○
5	○	○	○	○	○	○	○

RATING	QUALITY						
😄	○	○	○	○	○	○	○
🙂	○	○	○	○	○	○	○
😐	○	○	○	○	○	○	○
🙁	○	○	○	○	○	○	○
😣	○	○	○	○	○	○	○

BEHAVIOUR

RATING	MON	TUE	WED	THU	FRI	SAT	SUN
💧 WATER LEVEL							
🍎 FOOD LEVEL							
☕ CAFFEINE LEVEL							
🏐 SPORT	☐	☐	☐	☐	☐	☐	☐
🍾 ALCOHOL	☐	☐	☐	☐	☐	☐	☐
🚬 NICOTINE	☐	☐	☐	☐	☐	☐	☐

📅 DATE _____   📅 WEEK _____

SLEEP CYCLE & QUALITY

TIME	INTERVAL						
6	○	○	○	○	○	○	○
7	○	○	○	○	○	○	○
8	○	○	○	○	○	○	○
9	○	○	○	○	○	○	○
10	○	○	○	○	○	○	○
11	○	○	○	○	○	○	○
12	○	○	○	○	○	○	○
1	○	○	○	○	○	○	○
2	○	○	○	○	○	○	○
3	○	○	○	○	○	○	○
4	○	○	○	○	○	○	○
5	○	○	○	○	○	○	○
6	○	○	○	○	○	○	○
7	○	○	○	○	○	○	○
8	○	○	○	○	○	○	○
9	○	○	○	○	○	○	○
10	○	○	○	○	○	○	○
11	○	○	○	○	○	○	○
12	○	○	○	○	○	○	○
1	○	○	○	○	○	○	○
2	○	○	○	○	○	○	○
3	○	○	○	○	○	○	○
4	○	○	○	○	○	○	○
5	○	○	○	○	○	○	○

RATING	QUALITY						
😃	○	○	○	○	○	○	○
🙂	○	○	○	○	○	○	○
😐	○	○	○	○	○	○	○
🙁	○	○	○	○	○	○	○
😣	○	○	○	○	○	○	○

BEHAVIOUR

RATING	MON	TUE	WED	THU	FRI	SAT	SUN
💧 WATER LEVEL	○○○○○	○○○○○	○○○○○	○○○○○	○○○○○	○○○○○	○○○○○
🍎 FOOD LEVEL	○○○○○	○○○○○	○○○○○	○○○○○	○○○○○	○○○○○	○○○○○
☕ CAFFEINE LEVEL	○○○○○	○○○○○	○○○○○	○○○○○	○○○○○	○○○○○	○○○○○
🏀 SPORT	☐	☐	☐	☐	☐	☐	☐
🍷 ALCOHOL	☐	☐	☐	☐	☐	☐	☐
🚬 NICOTINE	☐	☐	☐	☐	☐	☐	☐

📅 DATE _____   📅 WEEK _____

SLEEP CYCLE & QUALITY

TIME	INTERVAL						
6	○	○	○	○	○	○	○
7	○	○	○	○	○	○	○
8	○	○	○	○	○	○	○
9	○	○	○	○	○	○	○
10	○	○	○	○	○	○	○
11	○	○	○	○	○	○	○
12	○	○	○	○	○	○	○
1	○	○	○	○	○	○	○
2	○	○	○	○	○	○	○
3	○	○	○	○	○	○	○
4	○	○	○	○	○	○	○
5	○	○	○	○	○	○	○
6	○	○	○	○	○	○	○
7	○	○	○	○	○	○	○
8	○	○	○	○	○	○	○
9	○	○	○	○	○	○	○
10	○	○	○	○	○	○	○
11	○	○	○	○	○	○	○
12	○	○	○	○	○	○	○
1	○	○	○	○	○	○	○
2	○	○	○	○	○	○	○
3	○	○	○	○	○	○	○
4	○	○	○	○	○	○	○
5	○	○	○	○	○	○	○

RATING	QUALITY						
😀	○	○	○	○	○	○	○
🙂	○	○	○	○	○	○	○
😐	○	○	○	○	○	○	○
🙁	○	○	○	○	○	○	○
😣	○	○	○	○	○	○	○

BEHAVIOUR

RATING	MON	TUE	WED	THU	FRI	SAT	SUN
💧 WATER LEVEL							
🍎 FOOD LEVEL							
☕ CAFFEINE LEVEL							
🏅 SPORT	☐	☐	☐	☐	☐	☐	☐
🍾 ALCOHOL	☐	☐	☐	☐	☐	☐	☐
🚬 NICOTINE	☐	☐	☐	☐	☐	☐	☐

DATE _____   WEEK _____

SLEEP CYCLE & QUALITY

TIME	INTERVAL						
6	○	○	○	○	○	○	○
7	○	○	○	○	○	○	○
8	○	○	○	○	○	○	○
9	○	○	○	○	○	○	○
10	○	○	○	○	○	○	○
11	○	○	○	○	○	○	○
12	○	○	○	○	○	○	○
1	○	○	○	○	○	○	○
2	○	○	○	○	○	○	○
3	○	○	○	○	○	○	○
4	○	○	○	○	○	○	○
5	○	○	○	○	○	○	○
6	○	○	○	○	○	○	○
7	○	○	○	○	○	○	○
8	○	○	○	○	○	○	○
9	○	○	○	○	○	○	○
10	○	○	○	○	○	○	○
11	○	○	○	○	○	○	○
12	○	○	○	○	○	○	○
1	○	○	○	○	○	○	○
2	○	○	○	○	○	○	○
3	○	○	○	○	○	○	○
4	○	○	○	○	○	○	○
5	○	○	○	○	○	○	○

RATING	QUALITY						
😄	○	○	○	○	○	○	○
🙂	○	○	○	○	○	○	○
😐	○	○	○	○	○	○	○
🙁	○	○	○	○	○	○	○
😣	○	○	○	○	○	○	○

BEHAVIOUR

RATING	MON	TUE	WED	THU	FRI	SAT	SUN
WATER LEVEL	○○○○○	○○○○○	○○○○○	○○○○○	○○○○○	○○○○○	○○○○○
FOOD LEVEL	○○○○○	○○○○○	○○○○○	○○○○○	○○○○○	○○○○○	○○○○○
CAFFEINE LEVEL	○○○○○	○○○○○	○○○○○	○○○○○	○○○○○	○○○○○	○○○○○
SPORT	☐	☐	☐	☐	☐	☐	☐
ALCOHOL	☐	☐	☐	☐	☐	☐	☐
NICOTINE	☐	☐	☐	☐	☐	☐	☐

📅 DATE _____ 📅 WEEK _____

SLEEP CYCLE & QUALITY

TIME	INTERVAL						
6	○	○	○	○	○	○	○
7	○	○	○	○	○	○	○
8	○	○	○	○	○	○	○
9	○	○	○	○	○	○	○
10	○	○	○	○	○	○	○
11	○	○	○	○	○	○	○
12	○	○	○	○	○	○	○
1	○	○	○	○	○	○	○
2	○	○	○	○	○	○	○
3	○	○	○	○	○	○	○
4	○	○	○	○	○	○	○
5	○	○	○	○	○	○	○
6	○	○	○	○	○	○	○
7	○	○	○	○	○	○	○
8	○	○	○	○	○	○	○
9	○	○	○	○	○	○	○
10	○	○	○	○	○	○	○
11	○	○	○	○	○	○	○
12	○	○	○	○	○	○	○
1	○	○	○	○	○	○	○
2	○	○	○	○	○	○	○
3	○	○	○	○	○	○	○
4	○	○	○	○	○	○	○
5	○	○	○	○	○	○	○

RATING	QUALITY						
😄	○	○	○	○	○	○	○
🙂	○	○	○	○	○	○	○
😐	○	○	○	○	○	○	○
🙁	○	○	○	○	○	○	○
😣	○	○	○	○	○	○	○

BEHAVIOUR

RATING	MON	TUE	WED	THU	FRI	SAT	SUN
💧 WATER LEVEL							
🍎 FOOD LEVEL							
☕ CAFFEINE LEVEL							
🥗 SPORT	☐	☐	☐	☐	☐	☐	☐
🍾 ALCOHOL	☐	☐	☐	☐	☐	☐	☐
🚬 NICOTINE	☐	☐	☐	☐	☐	☐	☐

DATE _____ WEEK _____

SLEEP CYCLE & QUALITY

TIME	INTERVAL						
6	○	○	○	○	○	○	○
7	○	○	○	○	○	○	○
8	○	○	○	○	○	○	○
9	○	○	○	○	○	○	○
10	○	○	○	○	○	○	○
11	○	○	○	○	○	○	○
12	○	○	○	○	○	○	○
1	○	○	○	○	○	○	○
2	○	○	○	○	○	○	○
3	○	○	○	○	○	○	○
4	○	○	○	○	○	○	○
5	○	○	○	○	○	○	○
6	○	○	○	○	○	○	○
7	○	○	○	○	○	○	○
8	○	○	○	○	○	○	○
9	○	○	○	○	○	○	○
10	○	○	○	○	○	○	○
11	○	○	○	○	○	○	○
12	○	○	○	○	○	○	○
1	○	○	○	○	○	○	○
2	○	○	○	○	○	○	○
3	○	○	○	○	○	○	○
4	○	○	○	○	○	○	○
5	○	○	○	○	○	○	○

RATING	QUALITY						
😄	○	○	○	○	○	○	○
🙂	○	○	○	○	○	○	○
😐	○	○	○	○	○	○	○
🙁	○	○	○	○	○	○	○
😣	○	○	○	○	○	○	○

BEHAVIOUR

RATING	MON	TUE	WED	THU	FRI	SAT	SUN
WATER LEVEL							
FOOD LEVEL							
CAFFEINE LEVEL							
SPORT	☐	☐	☐	☐	☐	☐	☐
ALCOHOL	☐	☐	☐	☐	☐	☐	☐
NICOTINE	☐	☐	☐	☐	☐	☐	☐

DATE _____   WEEK _____

SLEEP CYCLE & QUALITY

TIME	INTERVAL						
6	o	o	o	o	o	o	o
7	o	o	o	o	o	o	o
8	o	o	o	o	o	o	o
9	o	o	o	o	o	o	o
10	o	o	o	o	o	o	o
11	o	o	o	o	o	o	o
12	o	o	o	o	o	o	o
1	o	o	o	o	o	o	o
2	o	o	o	o	o	o	o
3	o	o	o	o	o	o	o
4	o	o	o	o	o	o	o
5	o	o	o	o	o	o	o
6	o	o	o	o	o	o	o
7	o	o	o	o	o	o	o
8	o	o	o	o	o	o	o
9	o	o	o	o	o	o	o
10	o	o	o	o	o	o	o
11	o	o	o	o	o	o	o
12	o	o	o	o	o	o	o
1	o	o	o	o	o	o	o
2	o	o	o	o	o	o	o
3	o	o	o	o	o	o	o
4	o	o	o	o	o	o	o
5	o	o	o	o	o	o	o

RATING	QUALITY						
😃	o	o	o	o	o	o	o
🙂	o	o	o	o	o	o	o
😐	o	o	o	o	o	o	o
🙁	o	o	o	o	o	o	o
😣	o	o	o	o	o	o	o

BEHAVIOUR

RATING	MON	TUE	WED	THU	FRI	SAT	SUN
WATER LEVEL							
FOOD LEVEL							
CAFFEINE LEVEL							
SPORT	☐	☐	☐	☐	☐	☐	☐
ALCOHOL	☐	☐	☐	☐	☐	☐	☐
NICOTINE	☐	☐	☐	☐	☐	☐	☐

DATE _____ WEEK _____

SLEEP CYCLE & QUALITY

TIME	INTERVAL						
6	○	○	○	○	○	○	○
7	○	○	○	○	○	○	○
8	○	○	○	○	○	○	○
9	○	○	○	○	○	○	○
10	○	○	○	○	○	○	○
11	○	○	○	○	○	○	○
12	○	○	○	○	○	○	○
1	○	○	○	○	○	○	○
2	○	○	○	○	○	○	○
3	○	○	○	○	○	○	○
4	○	○	○	○	○	○	○
5	○	○	○	○	○	○	○
6	○	○	○	○	○	○	○
7	○	○	○	○	○	○	○
8	○	○	○	○	○	○	○
9	○	○	○	○	○	○	○
10	○	○	○	○	○	○	○
11	○	○	○	○	○	○	○
12	○	○	○	○	○	○	○
1	○	○	○	○	○	○	○
2	○	○	○	○	○	○	○
3	○	○	○	○	○	○	○
4	○	○	○	○	○	○	○
5	○	○	○	○	○	○	○

RATING	QUALITY						
😄	○	○	○	○	○	○	○
🙂	○	○	○	○	○	○	○
😐	○	○	○	○	○	○	○
🙁	○	○	○	○	○	○	○
😣	○	○	○	○	○	○	○

BEHAVIOUR

RATING	MON	TUE	WED	THU	FRI	SAT	SUN
WATER LEVEL							
FOOD LEVEL							
CAFFEINE LEVEL							
SPORT	☐	☐	☐	☐	☐	☐	☐
ALCOHOL	☐	☐	☐	☐	☐	☐	☐
NICOTINE	☐	☐	☐	☐	☐	☐	☐

📅 DATE _____   📅 WEEK _____

SLEEP CYCLE & QUALITY

TIME	INTERVAL						
6	○	○	○	○	○	○	○
7	○	○	○	○	○	○	○
8	○	○	○	○	○	○	○
9	○	○	○	○	○	○	○
10	○	○	○	○	○	○	○
11	○	○	○	○	○	○	○
12	○	○	○	○	○	○	○
1	○	○	○	○	○	○	○
2	○	○	○	○	○	○	○
3	○	○	○	○	○	○	○
4	○	○	○	○	○	○	○
5	○	○	○	○	○	○	○
6	○	○	○	○	○	○	○
7	○	○	○	○	○	○	○
8	○	○	○	○	○	○	○
9	○	○	○	○	○	○	○
10	○	○	○	○	○	○	○
11	○	○	○	○	○	○	○
12	○	○	○	○	○	○	○
1	○	○	○	○	○	○	○
2	○	○	○	○	○	○	○
3	○	○	○	○	○	○	○
4	○	○	○	○	○	○	○
5	○	○	○	○	○	○	○

RATING	QUALITY						
😃	○	○	○	○	○	○	○
🙂	○	○	○	○	○	○	○
😐	○	○	○	○	○	○	○
🙁	○	○	○	○	○	○	○
😣	○	○	○	○	○	○	○

BEHAVIOUR

RATING	MON	TUE	WED	THU	FRI	SAT	SUN
💧 WATER LEVEL							
🍎 FOOD LEVEL							
☕ CAFFEINE LEVEL							
🏅 SPORT	☐	☐	☐	☐	☐	☐	☐
🍾 ALCOHOL	☐	☐	☐	☐	☐	☐	☐
🚬 NICOTINE	☐	☐	☐	☐	☐	☐	☐

DATE _____   WEEK _____

SLEEP CYCLE & QUALITY

TIME	INTERVAL						
6	○	○	○	○	○	○	○
7	○	○	○	○	○	○	○
8	○	○	○	○	○	○	○
9	○	○	○	○	○	○	○
10	○	○	○	○	○	○	○
11	○	○	○	○	○	○	○
12	○	○	○	○	○	○	○
1	○	○	○	○	○	○	○
2	○	○	○	○	○	○	○
3	○	○	○	○	○	○	○
4	○	○	○	○	○	○	○
5	○	○	○	○	○	○	○
6	○	○	○	○	○	○	○
7	○	○	○	○	○	○	○
8	○	○	○	○	○	○	○
9	○	○	○	○	○	○	○
10	○	○	○	○	○	○	○
11	○	○	○	○	○	○	○
12	○	○	○	○	○	○	○
1	○	○	○	○	○	○	○
2	○	○	○	○	○	○	○
3	○	○	○	○	○	○	○
4	○	○	○	○	○	○	○
5	○	○	○	○	○	○	○

RATING	QUALITY						
😄	○	○	○	○	○	○	○
🙂	○	○	○	○	○	○	○
😐	○	○	○	○	○	○	○
🙁	○	○	○	○	○	○	○
😣	○	○	○	○	○	○	○

BEHAVIOUR

RATING	MON	TUE	WED	THU	FRI	SAT	SUN
WATER LEVEL							
FOOD LEVEL							
CAFFEINE LEVEL							
SPORT	☐	☐	☐	☐	☐	☐	☐
ALCOHOL	☐	☐	☐	☐	☐	☐	☐
NICOTINE	☐	☐	☐	☐	☐	☐	☐

📅 DATE _____   📅 WEEK _____

SLEEP CYCLE & QUALITY

TIME	INTERVAL						
6	○	○	○	○	○	○	○
7	○	○	○	○	○	○	○
8	○	○	○	○	○	○	○
9	○	○	○	○	○	○	○
10	○	○	○	○	○	○	○
11	○	○	○	○	○	○	○
12	○	○	○	○	○	○	○
1	○	○	○	○	○	○	○
2	○	○	○	○	○	○	○
3	○	○	○	○	○	○	○
4	○	○	○	○	○	○	○
5	○	○	○	○	○	○	○
6	○	○	○	○	○	○	○
7	○	○	○	○	○	○	○
8	○	○	○	○	○	○	○
9	○	○	○	○	○	○	○
10	○	○	○	○	○	○	○
11	○	○	○	○	○	○	○
12	○	○	○	○	○	○	○
1	○	○	○	○	○	○	○
2	○	○	○	○	○	○	○
3	○	○	○	○	○	○	○
4	○	○	○	○	○	○	○
5	○	○	○	○	○	○	○

RATING	QUALITY						
😃	○	○	○	○	○	○	○
🙂	○	○	○	○	○	○	○
😐	○	○	○	○	○	○	○
🙁	○	○	○	○	○	○	○
😣	○	○	○	○	○	○	○

BEHAVIOUR

RATING	MON	TUE	WED	THU	FRI	SAT	SUN
💧 WATER LEVEL							
🍎 FOOD LEVEL							
☕ CAFFEINE LEVEL							
🏐 SPORT	☐	☐	☐	☐	☐	☐	☐
🍾 ALCOHOL	☐	☐	☐	☐	☐	☐	☐
🚬 NICOTINE	☐	☐	☐	☐	☐	☐	☐

DATE _____   WEEK _____

SLEEP CYCLE & QUALITY

TIME	INTERVAL						
6	○	○	○	○	○	○	○
7	○	○	○	○	○	○	○
8	○	○	○	○	○	○	○
9	○	○	○	○	○	○	○
10	○	○	○	○	○	○	○
11	○	○	○	○	○	○	○
12	○	○	○	○	○	○	○
1	○	○	○	○	○	○	○
2	○	○	○	○	○	○	○
3	○	○	○	○	○	○	○
4	○	○	○	○	○	○	○
5	○	○	○	○	○	○	○
6	○	○	○	○	○	○	○
7	○	○	○	○	○	○	○
8	○	○	○	○	○	○	○
9	○	○	○	○	○	○	○
10	○	○	○	○	○	○	○
11	○	○	○	○	○	○	○
12	○	○	○	○	○	○	○
1	○	○	○	○	○	○	○
2	○	○	○	○	○	○	○
3	○	○	○	○	○	○	○
4	○	○	○	○	○	○	○
5	○	○	○	○	○	○	○

RATING	QUALITY						
😃	○	○	○	○	○	○	○
🙂	○	○	○	○	○	○	○
😐	○	○	○	○	○	○	○
🙁	○	○	○	○	○	○	○
😣	○	○	○	○	○	○	○

BEHAVIOUR

RATING	MON	TUE	WED	THU	FRI	SAT	SUN
WATER LEVEL	· · · · ·	· · · · ·	· · · · ·	· · · · ·	· · · · ·	· · · · ·	· · · · ·
FOOD LEVEL	· · · · ·	· · · · ·	· · · · ·	· · · · ·	· · · · ·	· · · · ·	· · · · ·
CAFFEINE LEVEL	· · · · ·	· · · · ·	· · · · ·	· · · · ·	· · · · ·	· · · · ·	· · · · ·
SPORT	☐	☐	☐	☐	☐	☐	☐
ALCOHOL	☐	☐	☐	☐	☐	☐	☐
NICOTINE	☐	☐	☐	☐	☐	☐	☐

📅 DATE _____ 📅 WEEK _____

SLEEP CYCLE & QUALITY

TIME	INTERVAL						
6	○	○	○	○	○	○	○
7	○	○	○	○	○	○	○
8	○	○	○	○	○	○	○
9	○	○	○	○	○	○	○
10	○	○	○	○	○	○	○
11	○	○	○	○	○	○	○
12	○	○	○	○	○	○	○
1	○	○	○	○	○	○	○
2	○	○	○	○	○	○	○
3	○	○	○	○	○	○	○
4	○	○	○	○	○	○	○
5	○	○	○	○	○	○	○
6	○	○	○	○	○	○	○
7	○	○	○	○	○	○	○
8	○	○	○	○	○	○	○
9	○	○	○	○	○	○	○
10	○	○	○	○	○	○	○
11	○	○	○	○	○	○	○
12	○	○	○	○	○	○	○
1	○	○	○	○	○	○	○
2	○	○	○	○	○	○	○
3	○	○	○	○	○	○	○
4	○	○	○	○	○	○	○
5	○	○	○	○	○	○	○

RATING	QUALITY						
😄	○	○	○	○	○	○	○
🙂	○	○	○	○	○	○	○
😐	○	○	○	○	○	○	○
🙁	○	○	○	○	○	○	○
😣	○	○	○	○	○	○	○

BEHAVIOUR

RATING	MON	TUE	WED	THU	FRI	SAT	SUN
💧 WATER LEVEL							
🍎 FOOD LEVEL							
☕ CAFFEINE LEVEL							
🏀 SPORT	☐	☐	☐	☐	☐	☐	☐
🍾 ALCOHOL	☐	☐	☐	☐	☐	☐	☐
🚬 NICOTINE	☐	☐	☐	☐	☐	☐	☐

DATE _____ WEEK _____

SLEEP CYCLE & QUALITY

TIME	INTERVAL						
6	○	○	○	○	○	○	○
7	○	○	○	○	○	○	○
8	○	○	○	○	○	○	○
9	○	○	○	○	○	○	○
10	○	○	○	○	○	○	○
11	○	○	○	○	○	○	○
12	○	○	○	○	○	○	○
1	○	○	○	○	○	○	○
2	○	○	○	○	○	○	○
3	○	○	○	○	○	○	○
4	○	○	○	○	○	○	○
5	○	○	○	○	○	○	○
6	○	○	○	○	○	○	○
7	○	○	○	○	○	○	○
8	○	○	○	○	○	○	○
9	○	○	○	○	○	○	○
10	○	○	○	○	○	○	○
11	○	○	○	○	○	○	○
12	○	○	○	○	○	○	○
1	○	○	○	○	○	○	○
2	○	○	○	○	○	○	○
3	○	○	○	○	○	○	○
4	○	○	○	○	○	○	○
5	○	○	○	○	○	○	○

RATING	QUALITY						
😃	○	○	○	○	○	○	○
🙂	○	○	○	○	○	○	○
😐	○	○	○	○	○	○	○
🙁	○	○	○	○	○	○	○
😖	○	○	○	○	○	○	○

BEHAVIOUR

RATING	MON	TUE	WED	THU	FRI	SAT	SUN
WATER LEVEL							
FOOD LEVEL							
CAFFEINE LEVEL							
SPORT	☐	☐	☐	☐	☐	☐	☐
ALCOHOL	☐	☐	☐	☐	☐	☐	☐
NICOTINE	☐	☐	☐	☐	☐	☐	☐

📅 DATE _____ 📅 WEEK _____

SLEEP CYCLE & QUALITY

TIME	INTERVAL						
6	○	○	○	○	○	○	○
7	○	○	○	○	○	○	○
8	○	○	○	○	○	○	○
9	○	○	○	○	○	○	○
10	○	○	○	○	○	○	○
11	○	○	○	○	○	○	○
12	○	○	○	○	○	○	○
1	○	○	○	○	○	○	○
2	○	○	○	○	○	○	○
3	○	○	○	○	○	○	○
4	○	○	○	○	○	○	○
5	○	○	○	○	○	○	○
6	○	○	○	○	○	○	○
7	○	○	○	○	○	○	○
8	○	○	○	○	○	○	○
9	○	○	○	○	○	○	○
10	○	○	○	○	○	○	○
11	○	○	○	○	○	○	○
12	○	○	○	○	○	○	○
1	○	○	○	○	○	○	○
2	○	○	○	○	○	○	○
3	○	○	○	○	○	○	○
4	○	○	○	○	○	○	○
5	○	○	○	○	○	○	○

RATING	QUALITY						
😀	○	○	○	○	○	○	○
🙂	○	○	○	○	○	○	○
😐	○	○	○	○	○	○	○
🙁	○	○	○	○	○	○	○
😣	○	○	○	○	○	○	○

BEHAVIOUR

RATING	MON	TUE	WED	THU	FRI	SAT	SUN
💧 WATER LEVEL	○ ○ ○ ○ ○	○ ○ ○ ○ ○	○ ○ ○ ○ ○	○ ○ ○ ○ ○	○ ○ ○ ○ ○	○ ○ ○ ○ ○	○ ○ ○ ○ ○
🍎 FOOD LEVEL	○ ○ ○ ○ ○	○ ○ ○ ○ ○	○ ○ ○ ○ ○	○ ○ ○ ○ ○	○ ○ ○ ○ ○	○ ○ ○ ○ ○	○ ○ ○ ○ ○
☕ CAFFEINE LEVEL	○ ○ ○ ○ ○	○ ○ ○ ○ ○	○ ○ ○ ○ ○	○ ○ ○ ○ ○	○ ○ ○ ○ ○	○ ○ ○ ○ ○	○ ○ ○ ○ ○
🏀 SPORT	☐	☐	☐	☐	☐	☐	☐
🍾 ALCOHOL	☐	☐	☐	☐	☐	☐	☐
🚬 NICOTINE	☐	☐	☐	☐	☐	☐	☐

📅 DATE _____ 📅 WEEK _____

SLEEP CYCLE & QUALITY

TIME	INTERVAL						
6	○	○	○	○	○	○	○
7	○	○	○	○	○	○	○
8	○	○	○	○	○	○	○
9	○	○	○	○	○	○	○
10	○	○	○	○	○	○	○
11	○	○	○	○	○	○	○
12	○	○	○	○	○	○	○
1	○	○	○	○	○	○	○
2	○	○	○	○	○	○	○
3	○	○	○	○	○	○	○
4	○	○	○	○	○	○	○
5	○	○	○	○	○	○	○
6	○	○	○	○	○	○	○
7	○	○	○	○	○	○	○
8	○	○	○	○	○	○	○
9	○	○	○	○	○	○	○
10	○	○	○	○	○	○	○
11	○	○	○	○	○	○	○
12	○	○	○	○	○	○	○
1	○	○	○	○	○	○	○
2	○	○	○	○	○	○	○
3	○	○	○	○	○	○	○
4	○	○	○	○	○	○	○
5	○	○	○	○	○	○	○

RATING	QUALITY						
😃	○	○	○	○	○	○	○
🙂	○	○	○	○	○	○	○
😐	○	○	○	○	○	○	○
🙁	○	○	○	○	○	○	○
😣	○	○	○	○	○	○	○

BEHAVIOUR

RATING	MON	TUE	WED	THU	FRI	SAT	SUN
💧 WATER LEVEL	○○○○○	○○○○○	○○○○○	○○○○○	○○○○○	○○○○○	○○○○○
🍎 FOOD LEVEL	○○○○○	○○○○○	○○○○○	○○○○○	○○○○○	○○○○○	○○○○○
☕ CAFFEINE LEVEL	○○○○○	○○○○○	○○○○○	○○○○○	○○○○○	○○○○○	○○○○○
🏀 SPORT	☐	☐	☐	☐	☐	☐	☐
🍾 ALCOHOL	☐	☐	☐	☐	☐	☐	☐
🚬 NICOTINE	☐	☐	☐	☐	☐	☐	☐

📅 DATE _____   📅 WEEK _____

SLEEP CYCLE & QUALITY

TIME	INTERVAL						
6	○	○	○	○	○	○	○
7	○	○	○	○	○	○	○
8	○	○	○	○	○	○	○
9	○	○	○	○	○	○	○
10	○	○	○	○	○	○	○
11	○	○	○	○	○	○	○
12	○	○	○	○	○	○	○
1	○	○	○	○	○	○	○
2	○	○	○	○	○	○	○
3	○	○	○	○	○	○	○
4	○	○	○	○	○	○	○
5	○	○	○	○	○	○	○
6	○	○	○	○	○	○	○
7	○	○	○	○	○	○	○
8	○	○	○	○	○	○	○
9	○	○	○	○	○	○	○
10	○	○	○	○	○	○	○
11	○	○	○	○	○	○	○
12	○	○	○	○	○	○	○
1	○	○	○	○	○	○	○
2	○	○	○	○	○	○	○
3	○	○	○	○	○	○	○
4	○	○	○	○	○	○	○
5	○	○	○	○	○	○	○

RATING	QUALITY						
😄	○	○	○	○	○	○	○
🙂	○	○	○	○	○	○	○
😐	○	○	○	○	○	○	○
🙁	○	○	○	○	○	○	○
😣	○	○	○	○	○	○	○

BEHAVIOUR

RATING	MON	TUE	WED	THU	FRI	SAT	SUN
💧 WATER LEVEL							
🍎 FOOD LEVEL							
☕ CAFFEINE LEVEL							
🥗 SPORT	☐	☐	☐	☐	☐	☐	☐
🍾 ALCOHOL	☐	☐	☐	☐	☐	☐	☐
🚬 NICOTINE	☐	☐	☐	☐	☐	☐	☐

📅 DATE _____   📅 WEEK _____

SLEEP CYCLE & QUALITY

TIME	INTERVAL						
6	○	○	○	○	○	○	○
7	○	○	○	○	○	○	○
8	○	○	○	○	○	○	○
9	○	○	○	○	○	○	○
10	○	○	○	○	○	○	○
11	○	○	○	○	○	○	○
12	○	○	○	○	○	○	○
1	○	○	○	○	○	○	○
2	○	○	○	○	○	○	○
3	○	○	○	○	○	○	○
4	○	○	○	○	○	○	○
5	○	○	○	○	○	○	○
6	○	○	○	○	○	○	○
7	○	○	○	○	○	○	○
8	○	○	○	○	○	○	○
9	○	○	○	○	○	○	○
10	○	○	○	○	○	○	○
11	○	○	○	○	○	○	○
12	○	○	○	○	○	○	○
1	○	○	○	○	○	○	○
2	○	○	○	○	○	○	○
3	○	○	○	○	○	○	○
4	○	○	○	○	○	○	○
5	○	○	○	○	○	○	○

RATING	QUALITY						
😀	○	○	○	○	○	○	○
🙂	○	○	○	○	○	○	○
😐	○	○	○	○	○	○	○
🙁	○	○	○	○	○	○	○
😣	○	○	○	○	○	○	○

BEHAVIOUR

RATING	MON	TUE	WED	THU	FRI	SAT	SUN
💧 WATER LEVEL	○ ○ ○	○ ○ ○	○ ○ ○	○ ○ ○	○ ○ ○	○ ○ ○	○ ○ ○
🍎 FOOD LEVEL	○ ○ ○	○ ○ ○	○ ○ ○	○ ○ ○	○ ○ ○	○ ○ ○	○ ○ ○
☕ CAFFEINE LEVEL	○ ○ ○	○ ○ ○	○ ○ ○	○ ○ ○	○ ○ ○	○ ○ ○	○ ○ ○
🏀 SPORT	☐	☐	☐	☐	☐	☐	☐
🍾 ALCOHOL	☐	☐	☐	☐	☐	☐	☐
🚬 NICOTINE	☐	☐	☐	☐	☐	☐	☐

📅 DATE _____ 📅 WEEK _____

SLEEP CYCLE & QUALITY

TIME	INTERVAL						
6	○	○	○	○	○	○	○
7	○	○	○	○	○	○	○
8	○	○	○	○	○	○	○
9	○	○	○	○	○	○	○
10	○	○	○	○	○	○	○
11	○	○	○	○	○	○	○
12	○	○	○	○	○	○	○
1	○	○	○	○	○	○	○
2	○	○	○	○	○	○	○
3	○	○	○	○	○	○	○
4	○	○	○	○	○	○	○
5	○	○	○	○	○	○	○
6	○	○	○	○	○	○	○
7	○	○	○	○	○	○	○
8	○	○	○	○	○	○	○
9	○	○	○	○	○	○	○
10	○	○	○	○	○	○	○
11	○	○	○	○	○	○	○
12	○	○	○	○	○	○	○
1	○	○	○	○	○	○	○
2	○	○	○	○	○	○	○
3	○	○	○	○	○	○	○
4	○	○	○	○	○	○	○
5	○	○	○	○	○	○	○

RATING	QUALITY						
😄	○	○	○	○	○	○	○
🙂	○	○	○	○	○	○	○
😐	○	○	○	○	○	○	○
🙁	○	○	○	○	○	○	○
😞	○	○	○	○	○	○	○

BEHAVIOUR

RATING	MON	TUE	WED	THU	FRI	SAT	SUN
💧 WATER LEVEL	· · · · ·	· · · · ·	· · · · ·	· · · · ·	· · · · ·	· · · · ·	· · · · ·
🍎 FOOD LEVEL	· · · · ·	· · · · ·	· · · · ·	· · · · ·	· · · · ·	· · · · ·	· · · · ·
☕ CAFFEINE LEVEL	· · · · ·	· · · · ·	· · · · ·	· · · · ·	· · · · ·	· · · · ·	· · · · ·
🏅 SPORT	☐	☐	☐	☐	☐	☐	☐
🍾 ALCOHOL	☐	☐	☐	☐	☐	☐	☐
🚬 NICOTINE	☐	☐	☐	☐	☐	☐	☐

📅 DATE _____ 📅 WEEK _____

SLEEP CYCLE & QUALITY

TIME	INTERVAL						
6	○	○	○	○	○	○	○
7	○	○	○	○	○	○	○
8	○	○	○	○	○	○	○
9	○	○	○	○	○	○	○
10	○	○	○	○	○	○	○
11	○	○	○	○	○	○	○
12	○	○	○	○	○	○	○
1	○	○	○	○	○	○	○
2	○	○	○	○	○	○	○
3	○	○	○	○	○	○	○
4	○	○	○	○	○	○	○
5	○	○	○	○	○	○	○
6	○	○	○	○	○	○	○
7	○	○	○	○	○	○	○
8	○	○	○	○	○	○	○
9	○	○	○	○	○	○	○
10	○	○	○	○	○	○	○
11	○	○	○	○	○	○	○
12	○	○	○	○	○	○	○
1	○	○	○	○	○	○	○
2	○	○	○	○	○	○	○
3	○	○	○	○	○	○	○
4	○	○	○	○	○	○	○
5	○	○	○	○	○	○	○

RATING	QUALITY						
😄	○	○	○	○	○	○	○
🙂	○	○	○	○	○	○	○
😐	○	○	○	○	○	○	○
🙁	○	○	○	○	○	○	○
😞	○	○	○	○	○	○	○

BEHAVIOUR

RATING	MON	TUE	WED	THU	FRI	SAT	SUN
💧 WATER LEVEL	· · · · ·	· · · · ·	· · · · ·	· · · · ·	· · · · ·	· · · · ·	· · · · ·
🍎 FOOD LEVEL	· · · · ·	· · · · ·	· · · · ·	· · · · ·	· · · · ·	· · · · ·	· · · · ·
☕ CAFFEINE LEVEL	· · · · ·	· · · · ·	· · · · ·	· · · · ·	· · · · ·	· · · · ·	· · · · ·
🏀 SPORT	☐	☐	☐	☐	☐	☐	☐
🍾 ALCOHOL	☐	☐	☐	☐	☐	☐	☐
🚬 NICOTINE	☐	☐	☐	☐	☐	☐	☐

📅 DATE _____   📅 WEEK _____

SLEEP CYCLE & QUALITY

TIME	INTERVAL						
6	○	○	○	○	○	○	○
7	○	○	○	○	○	○	○
8	○	○	○	○	○	○	○
9	○	○	○	○	○	○	○
10	○	○	○	○	○	○	○
11	○	○	○	○	○	○	○
12	○	○	○	○	○	○	○
1	○	○	○	○	○	○	○
2	○	○	○	○	○	○	○
3	○	○	○	○	○	○	○
4	○	○	○	○	○	○	○
5	○	○	○	○	○	○	○
6	○	○	○	○	○	○	○
7	○	○	○	○	○	○	○
8	○	○	○	○	○	○	○
9	○	○	○	○	○	○	○
10	○	○	○	○	○	○	○
11	○	○	○	○	○	○	○
12	○	○	○	○	○	○	○
1	○	○	○	○	○	○	○
2	○	○	○	○	○	○	○
3	○	○	○	○	○	○	○
4	○	○	○	○	○	○	○
5	○	○	○	○	○	○	○

RATING	QUALITY						
😄	○	○	○	○	○	○	○
🙂	○	○	○	○	○	○	○
😐	○	○	○	○	○	○	○
🙁	○	○	○	○	○	○	○
😣	○	○	○	○	○	○	○

BEHAVIOUR

RATING	MON	TUE	WED	THU	FRI	SAT	SUN
💧 WATER LEVEL							
🍎 FOOD LEVEL							
☕ CAFFEINE LEVEL							
🏀 SPORT	☐	☐	☐	☐	☐	☐	☐
🍾 ALCOHOL	☐	☐	☐	☐	☐	☐	☐
🚬 NICOTINE	☐	☐	☐	☐	☐	☐	☐

📅 DATE _____   📅 WEEK _____

SLEEP CYCLE & QUALITY

TIME	INTERVAL						
6	○	○	○	○	○	○	○
7	○	○	○	○	○	○	○
8	○	○	○	○	○	○	○
9	○	○	○	○	○	○	○
10	○	○	○	○	○	○	○
11	○	○	○	○	○	○	○
12	○	○	○	○	○	○	○
1	○	○	○	○	○	○	○
2	○	○	○	○	○	○	○
3	○	○	○	○	○	○	○
4	○	○	○	○	○	○	○
5	○	○	○	○	○	○	○
6	○	○	○	○	○	○	○
7	○	○	○	○	○	○	○
8	○	○	○	○	○	○	○
9	○	○	○	○	○	○	○
10	○	○	○	○	○	○	○
11	○	○	○	○	○	○	○
12	○	○	○	○	○	○	○
1	○	○	○	○	○	○	○
2	○	○	○	○	○	○	○
3	○	○	○	○	○	○	○
4	○	○	○	○	○	○	○
5	○	○	○	○	○	○	○

RATING	QUALITY						
😄	○	○	○	○	○	○	○
🙂	○	○	○	○	○	○	○
😐	○	○	○	○	○	○	○
🙁	○	○	○	○	○	○	○
😣	○	○	○	○	○	○	○

BEHAVIOUR

RATING	MON	TUE	WED	THU	FRI	SAT	SUN
💧 WATER LEVEL							
🍎 FOOD LEVEL							
☕ CAFFEINE LEVEL							
🥗 SPORT	☐	☐	☐	☐	☐	☐	☐
🍾 ALCOHOL	☐	☐	☐	☐	☐	☐	☐
🚬 NICOTINE	☐	☐	☐	☐	☐	☐	☐

📅 DATE _____   📅 WEEK _____

SLEEP CYCLE & QUALITY

TIME	INTERVAL						
6	○	○	○	○	○	○	○
7	○	○	○	○	○	○	○
8	○	○	○	○	○	○	○
9	○	○	○	○	○	○	○
10	○	○	○	○	○	○	○
11	○	○	○	○	○	○	○
12	○	○	○	○	○	○	○
1	○	○	○	○	○	○	○
2	○	○	○	○	○	○	○
3	○	○	○	○	○	○	○
4	○	○	○	○	○	○	○
5	○	○	○	○	○	○	○
6	○	○	○	○	○	○	○
7	○	○	○	○	○	○	○
8	○	○	○	○	○	○	○
9	○	○	○	○	○	○	○
10	○	○	○	○	○	○	○
11	○	○	○	○	○	○	○
12	○	○	○	○	○	○	○
1	○	○	○	○	○	○	○
2	○	○	○	○	○	○	○
3	○	○	○	○	○	○	○
4	○	○	○	○	○	○	○
5	○	○	○	○	○	○	○

RATING	QUALITY						
😃	○	○	○	○	○	○	○
🙂	○	○	○	○	○	○	○
😐	○	○	○	○	○	○	○
🙁	○	○	○	○	○	○	○
😣	○	○	○	○	○	○	○

BEHAVIOUR

RATING	MON	TUE	WED	THU	FRI	SAT	SUN
💧 WATER LEVEL							
🍎 FOOD LEVEL							
☕ CAFFEINE LEVEL							
🏅 SPORT	☐	☐	☐	☐	☐	☐	☐
🍾 ALCOHOL	☐	☐	☐	☐	☐	☐	☐
🚬 NICOTINE	☐	☐	☐	☐	☐	☐	☐

📅 DATE _____   📅 WEEK _____

SLEEP CYCLE & QUALITY

TIME	INTERVAL						
6	○	○	○	○	○	○	○
7	○	○	○	○	○	○	○
8	○	○	○	○	○	○	○
9	○	○	○	○	○	○	○
10	○	○	○	○	○	○	○
11	○	○	○	○	○	○	○
12	○	○	○	○	○	○	○
1	○	○	○	○	○	○	○
2	○	○	○	○	○	○	○
3	○	○	○	○	○	○	○
4	○	○	○	○	○	○	○
5	○	○	○	○	○	○	○
6	○	○	○	○	○	○	○
7	○	○	○	○	○	○	○
8	○	○	○	○	○	○	○
9	○	○	○	○	○	○	○
10	○	○	○	○	○	○	○
11	○	○	○	○	○	○	○
12	○	○	○	○	○	○	○
1	○	○	○	○	○	○	○
2	○	○	○	○	○	○	○
3	○	○	○	○	○	○	○
4	○	○	○	○	○	○	○
5	○	○	○	○	○	○	○

RATING	QUALITY						
😄	○	○	○	○	○	○	○
🙂	○	○	○	○	○	○	○
😐	○	○	○	○	○	○	○
🙁	○	○	○	○	○	○	○
😫	○	○	○	○	○	○	○

BEHAVIOUR

RATING	MON	TUE	WED	THU	FRI	SAT	SUN
💧 WATER LEVEL	....	....	....	....	....	....	....
🍎 FOOD LEVEL	....	....	....	....	....	....	....
☕ CAFFEINE LEVEL	....	....	....	....	....	....	....
🏀 SPORT	☐	☐	☐	☐	☐	☐	☐
🍾 ALCOHOL	☐	☐	☐	☐	☐	☐	☐
🚬 NICOTINE	☐	☐	☐	☐	☐	☐	☐

📓 DATE _____   📓 WEEK _____

SLEEP CYCLE & QUALITY

TIME	INTERVAL						
6	○	○	○	○	○	○	○
7	○	○	○	○	○	○	○
8	○	○	○	○	○	○	○
9	○	○	○	○	○	○	○
10	○	○	○	○	○	○	○
11	○	○	○	○	○	○	○
12	○	○	○	○	○	○	○
1	○	○	○	○	○	○	○
2	○	○	○	○	○	○	○
3	○	○	○	○	○	○	○
4	○	○	○	○	○	○	○
5	○	○	○	○	○	○	○
6	○	○	○	○	○	○	○
7	○	○	○	○	○	○	○
8	○	○	○	○	○	○	○
9	○	○	○	○	○	○	○
10	○	○	○	○	○	○	○
11	○	○	○	○	○	○	○
12	○	○	○	○	○	○	○
1	○	○	○	○	○	○	○
2	○	○	○	○	○	○	○
3	○	○	○	○	○	○	○
4	○	○	○	○	○	○	○
5	○	○	○	○	○	○	○

RATING	QUALITY						
😄	○	○	○	○	○	○	○
🙂	○	○	○	○	○	○	○
😐	○	○	○	○	○	○	○
☹️	○	○	○	○	○	○	○
😫	○	○	○	○	○	○	○

BEHAVIOUR

RATING	MON	TUE	WED	THU	FRI	SAT	SUN
💧 WATER LEVEL							
🍎 FOOD LEVEL							
☕ CAFFEINE LEVEL							
🏀 SPORT	☐	☐	☐	☐	☐	☐	☐
🍾 ALCOHOL	☐	☐	☐	☐	☐	☐	☐
🚬 NICOTINE	☐	☐	☐	☐	☐	☐	☐

www.ingramcontent.com/pod-product-compliance
Lightning Source LLC
Chambersburg PA
CBHW080215040426
42333CB00044B/2696